Comprendre le syndrome du côlon irritable

Dr Kieran J. Moriarty

MODUS VIVENDI

IMPORTANT
Ce livre ne vise pas à remplacer les conseils médicaux personnalisés, mais plutôt à les compléter et à aider les patients à mieux comprendre leur problème.

Avant d'entreprendre toute forme de traitement, vous devriez toujours consulter votre médecin.

Il est également important de souligner que la médecine évolue rapidement et que certains des renseignements sur les médicaments et les traitements contenus dans ce livre pourraient rapidement devenir dépassés.

Paru sous le titre original de : *Understanding Irritable Bowel Syndrome*

LES PUBLICATIONS MODUS VIVENDI INC.
55, rue Jean-Talon Ouest, 2e étage
Montréal (Québec) Canada H2R 2W8

Directeur général : Marc alain
Design de la couverture : Catherine Houle
Infographie : Transmédia
Traduit de l'anglais par : Marielle Gaudreault

ISBN-10 2-89523-463-9
ISBN-13 978-2-89523-463-0

Dépôt légal - Bibliothèque et Archives nationales du Québec, 2006
Dépôt légal - Bibliothèque et archives Canada, 2006

Nous reconnaissons l'aide financière du gouvernement du Canada par l'entremise du Programme d'aide au développement de l'industrie de l'édition (PADIÉ) pour nos activités d'édition.

Gouvernement du Québec — Programme de crédit d'impôt pour l'édition de livres — Gestion SODEC

Table des matières

Introduction 1

Le tube digestif 5

Quels sont les symptômes ? 14

Comprendre la douleur 21

Causes du syndrome
du côlon irritable 32

Recevoir un diagnostic 46

La constipation 54

La diarrhée 76

Les symptômes reliés 86

Le traitement 99

La suite des choses 110

Index 113

Vos pages 123

L'auteur

Le Dr Kieran J. Moriarty est un médecin consultant et un gastro-entérologue. Il possède une vaste expérience dans le traitement des patients atteints de troubles gastro-intestinaux. Il s'intéresse tout particulièrement à la douleur abdominale, à l'alcool, au syndrome du côlon irritable et aux problèmes intestinaux. En 2002, il a reçu le titre de Commandeur de l'Ordre de l'Empire britannique pour s'être illustré dans le domaine de la médecine.

Introduction

Qu'est-ce que le syndrome du côlon irritable ?

Le syndrome du côlon irritable est parmi les troubles gastro-intestinaux les plus communs, mais son diagnostic reste difficile à poser. Contrairement aux ulcères d'estomac et à l'arthrite, il n'existe aucun test de laboratoire, de radiographie, de scanographie, ni d'examen endoscopique qui pourrait déceler si vous êtes atteint, oui ou non, du syndrome du côlon irritable.

De plus, il n'existe pas de traitement miracle, bien que plusieurs types de traitement puissent alléger les symptômes, mais avec le soutien de votre médecin, vous pourrez apprendre à vivre avec cette maladie.

Le syndrome du côlon irritable est un ensemble de malaises qui se produisent simultanément selon un agencement précis que votre médecin saura reconnaître. Dans les cas typiques, le diagnostic ne pose aucun problème, bien que les malaises puissent se manifester à n'importe quel endroit du canal alimentaire, qui s'étend de l'œsophage au rectum.

Quels en sont les principaux symptômes ?

Le terme « irritable » est utilisé pour décrire la contraction anormale des muscles intestinaux en réaction au stress, ce qui provoque l'apparition sous une forme ou l'autre des trois symptômes principaux suivants :

- douleur;
- diarrhée;
- constipation.

Bien que ces symptômes soient source d'inquiétude pour la personne qui en est atteinte, si votre médecin confirme que vous souffrez du syndrome du côlon irritable, vous pourrez vous consoler en vous disant que ce syndrome n'augmente pas vos risques de développer un cancer ou une rectocolite hémorragique et qu'il n'existe aucune preuve que cette maladie réduise votre espérance de vie.

Que vais-je trouver dans ce livre ?

Les cinq premiers chapitres de ce livre décrivent la structure et le fonctionnement du tube digestif, expliquent les symptômes du syndrome du côlon irritable et comment les identifier.

Vous y trouverez également un survol des causes de cette dysfonction ainsi que son incidence parmi les divers groupes ethniques du monde.

Les chapitres suivants traitent des symptômes comme la constipation et la diarrhée en expliquant comment ces deux problèmes en apparence opposés peuvent faire partie de ce syndrome. Ces chapitres décrivent aussi les diverses approches pour soigner cette maladie ainsi que des conseils pratiques pour vous soigner vous-même.

Les derniers chapitres du livre vous apprendront comment, avec l'aide d'un médecin, les gens atteints de cette affection ont appris à vivre avec le syndrome du côlon irritable. Plus vous en saurez sur le syndrome du côlon irritable et sur ses manifestations, et plus vous vous adapterez facilement. Ce livre a été écrit pour vous aider à atteindre cet objectif.

Le syndrome du côlon irritable est-il très répandu ?

Le syndrome du côlon irritable affecte environ un adulte sur cinq dans les pays industrialisés, mais une proportion beaucoup plus élevée de gens éprouvent l'un ou l'autre de ses symptômes. Une étude américaine a découvert qu'au cours d'une seule année, 70 % de la population avait éprouvé des problèmes de défécation comme des douleurs abdominales, de la constipation ou de la diarrhée.

Les trois quarts des gens qui éprouvent des symptômes liés au syndrome du côlon irritable ne consultent pas un médecin, et pourtant la moitié des gens qui sont suivis en clinique externe pour des problèmes gastro-intestinaux souffrent en fait du syndrome du côlon irritable.

Des études suggèrent que la moitié des gens qui souffrent du syndrome du côlon irritable éprouvent aussi des symptômes de dépression et d'anxiété.

En Grande-Bretagne, le syndrome du côlon irritable touche environ huit millions de gens. En moyenne, chacune de ces personnes a manqué 17 jours de travail pour cause de maladie, ce qui représente un manque à gagner de plus de 9 millions de dollars US. La moyenne américaine des jours de maladie était de 14,8, comparativement à 8,7 pour ceux qui ne souffraient pas du syndrome du côlon irritable. Le syndrome du côlon irritable arrive tout juste derrière la grippe comme la cause la plus courante d'absentéisme au travail.

Les symptômes du syndrome du côlon irritable touchent autant les hommes que les femmes, mais les femmes ont tendance à consulter davantage leur médecin. Environ la moitié des gens qui en souffrent ont développé les symptômes avant l'âge de 35 ans; 40 % des gens atteints ont entre 35 et 50 ans. Les symptômes semblent s'atténuer avec l'âge, mais certaines personnes en font l'expérience pour la première fois à l'âge mûr. Les médecins sont plus réticents à poser un diagnostic de syndrome du colon irritable chez leurs patients plus âgés, et ne le feront qu'après avoir exclu toutes les autres anomalies intestinales.

POINTS CLÉS

- Le syndrome du côlon irritable est un syndrome, pas une maladie, et affecte environ 20 % de la population adulte dans les pays industrialisés; deux fois plus de femmes que d'hommes consultent leur médecin à ce propos.
- Le syndrome du côlon irritable a un impact social important provoquant l'absentéisme au travail et la restriction des activités sociales.

Le tube digestif

Qu'est-ce que le tube digestif ?

Le tube digestif est un long canal qui relie la bouche à l'anus. La digestion débute dans la bouche lorsque les aliments se mélangent aux enzymes de la salive. Lorsque nous déglutissons, la nourriture est propulsée vers l'œsophage, puis dans l'estomac, où elle est broyée par les puissantes enzymes et l'acide chlorhydrique que l'on retrouve dans les sucs gastriques.

Le bol alimentaire s'achemine ensuite dans l'intestin grêle (duodénum, jéjunum et iléon) où les sucs sécrétés par le pancréas et la vésicule biliaire poursuivent le processus de digestion. C'est là que la plupart des nutriments des aliments sont absorbés alors que les mouvements péristaltiques (contractions et relâchements alternés des muscles lisses de l'intestin) continuent de pousser le contenu intestinal.

Les déchets de la digestion (fèces) entrent dans la première partie du côlon où les contractions musculaires les poussent lentement tout en retirant l'excès d'eau.

Juste avant la phase de défécation proprement dite, les matières fécales atteindront le rectum avant d'être expulsées par l'anus.

Le tube digestif et le processus de digestion

La nourriture doit être broyée pour que l'organisme puisse en absorber les nutriments. Les déchets de la digestion sont ensuite expulsés.

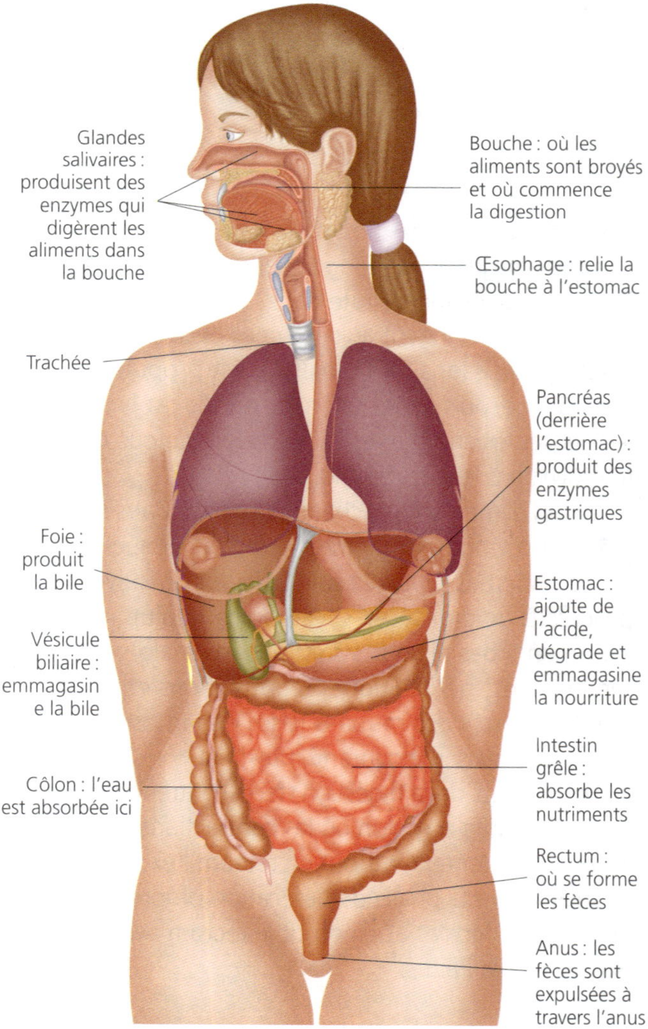

Apport et perte fluidique au quotidien

Les intestins ont la propriété d'absorber et de sécréter des liquides. Grosso modo, on estime que neuf litres de liquide transitent chaque jour dans les intestins, dont deux litres seulement proviennent de la nourriture et des boissons. Les sept litres restants sont sécrétés par l'organisme lui-même sous forme de salive, de bile et de sucs provenant de l'estomac, du pancréas et des intestins. Ces sécrétions assurent une digestion rapide des nutriments ainsi qu'une absorption optimale des nutriments et des minéraux. Environ 8,8 litres ou plus des 9 litres sont réabsorbés par l'organisme, et moins de 200 ml par jour de liquide est expulsé dans les fèces.

En tout, 98 % du volume aqueux et des minéraux qui transitent par les intestins y sont réabsorbés. Si, pour une raison ou une autre, ce processus d'absorption est entravé, le volume des selles augmentera et vous aurez la diarrhée.

Le gros intestin

Normalement, la substance semi-liquide qui provient de l'intestin grêle se solidifie au fur et à mesure que le liquide est absorbé par le côlon et la matière qui reste est emmagasinée jusqu'au moment où vous déciderez du moment opportun pour déféquer.

Si vous êtes un adulte et consommez la diète typique occidentale, environ 90 % du litre et demie de liquide qui transite par le côlon sur une période de 24 heures est absorbé, laissant moins de 200 ml de matière semi-solide à être expulsés.

Le processus de la digestion, l'apport et la perte fluidique journaliers

La bouche, l'estomac et le duodénum produisent des fluides qui s'ajoutent aux sucs gastriques. Les intestins ont à la fois la capacité d'absorber et de sécréter des liquides. On estime que neuf litres de liquide transitent chaque jour dans les intestins, dont deux litres seulement proviennent de la nourriture et des boissons. Les sept litres restants sont sécrétés par l'organisme lui-même sous forme de salive, de bile et de sucs provenant de l'estomac, du pancréas et des intestins. En tout, 98 % du volume aqueux et des minéraux qui transitent par les intestins y sont réabsorbés.

Code du diagramme de la page suivante

- Ingestion par la bouche
- Salive
- Sécrétion biliaire
- Sucs gastriques
- Sécrétions pancréatiques
- Sécrétions intestinales
- Réabsorption de l'eau dans les intestins

L'apport quotidien en eau et les sécrétions internes de l'organisme sont absorbés par le tube digestif.

Source	**Quantité de liquide**
Aliments et boissons	2 000 ml
Salive	1 500 ml
Sucs gastriques	2 500 ml
Bile	500 ml
Sucs pancréatiques	1 500 ml
Intestin	1 000 ml
Volume total de l'eau dans les intestins	9 000 ml
Liquide expulsé dans les selles	200 ml
Liquide absorbé dans les intestins	8 800 ml

Le processus de la digestion, l'apport et la perte fluidique journaliers (suite)

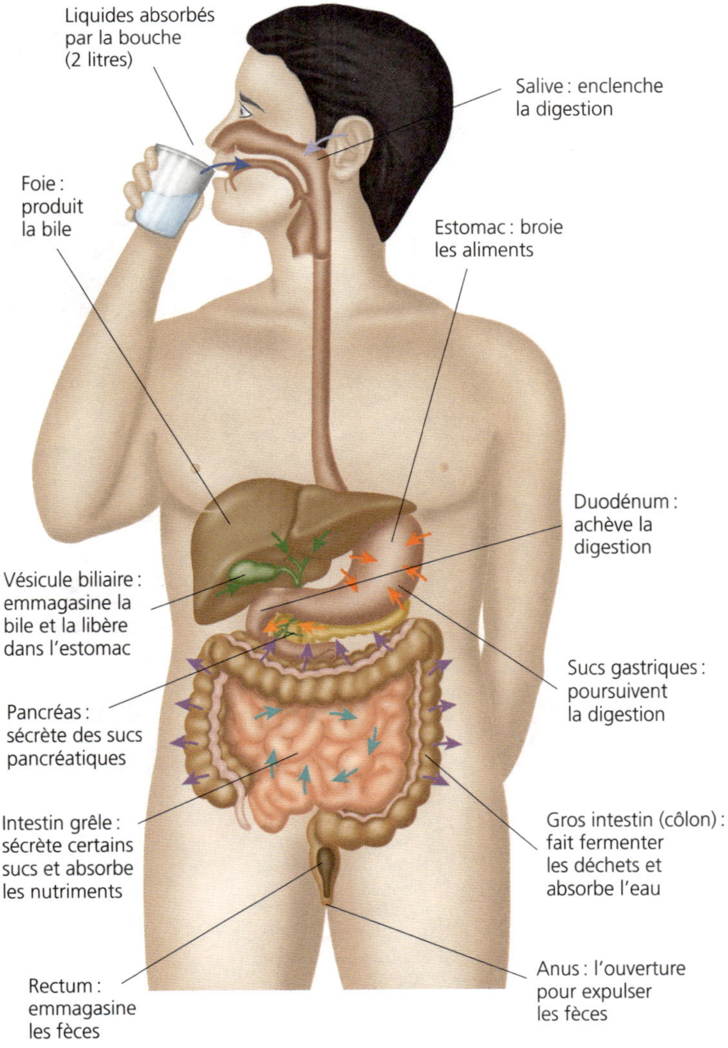

Le rôle des intestins

La matière partiellement digérée passe de l'estomac à l'intestin grêle. La matière liquide passe ensuite de l'intestin grêle au côlon (gros intestin). La matière se solidifie au fur et à mesure que l'eau est absorbée par les intestins.

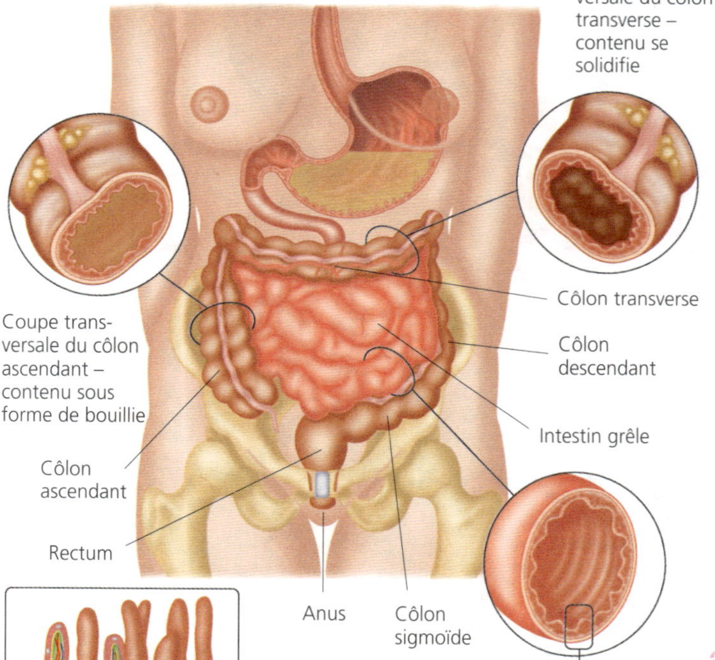

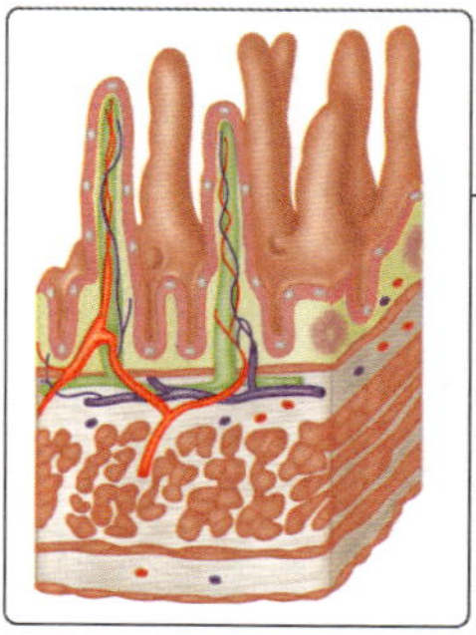

La paroi de l'intestin grêle est recouverte de millions de petites saillies filiformes appelées villosités. Les nutriments sont absorbés par l'organisme à travers les villosités.

La nourriture demeure de une à trois heures dans l'estomac, de deux à six heures dans l'intestin grêle et de 12 à 48 heures dans le côlon. Normalement, la nourriture passe lentement à travers le côlon afin de permettre l'absorption du liquide – un processus qui se produit surtout dans le côlon ascendant et le côlon transverse.

Des contractions musculaires puissantes propulsent les matières fécales solidifiées vers le côlon sigmoïde, puis le rectum, plusieurs fois par jour. La défécation se produit au terme d'interactions complexes entre les nerfs moteurs et sensitifs qui tapissent la paroi intestinale et le système nerveux central. Cette interaction force les muscles pelviens et rectaux ainsi que le muscle annulaire qui contrôle l'anus (le sphincter anal) à se contracter et à se relâcher en synergie afin d'évacuer la matière fécale du rectum.

Le transit intestinal est habituellement plus court chez les hommes que chez les femmes, et les selles des hommes sont plus volumineuses.

Progression de la nourriture dans l'organisme

Après la déglutition, des contractions musculaires propulsent la nourriture à travers le tube digestif. La phase de digestion ainsi que le type et la quantité de nourriture ingérée délimitent le temps de séjour des aliments dans chacune des parties du tube digestif. En général, la digestion peut mettre de 15 heures à 5 jours avant d'être complétée.

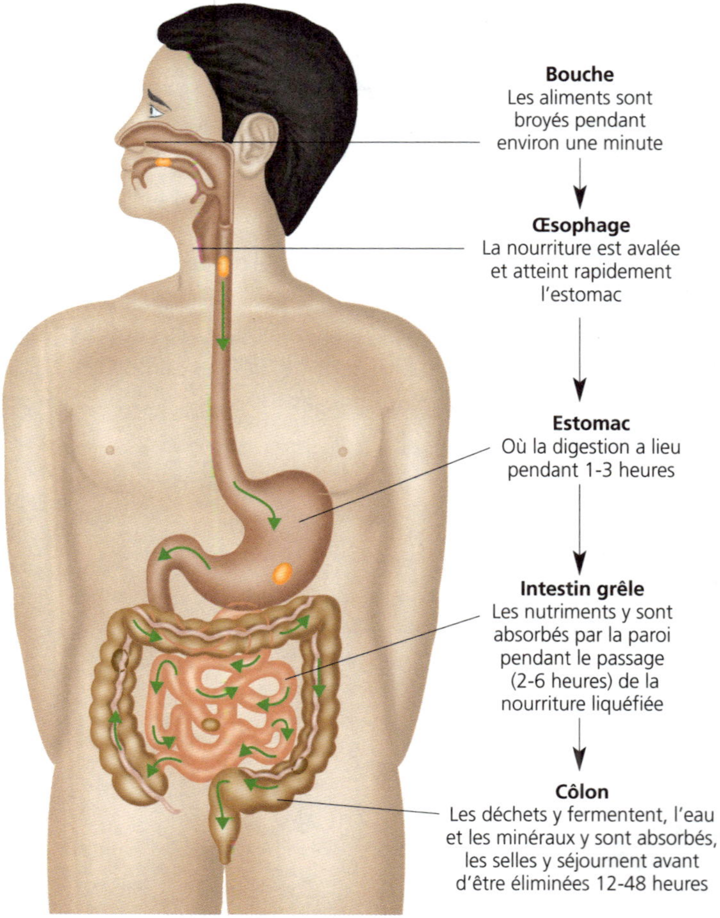

POINTS CLÉS

- Le tube digestif s'étend de la bouche à l'anus; sa fonction est de digérer et d'absorber les aliments et les liquides, et de les propulser grâce aux contractions musculaires.
- L'intestin grêle et le gros intestin ont une grande capacité d'absorption des liquides. Cette propriété fait en sorte que la plupart des gens n'éliminent qu'environ 200 ml de matières fécales par jour; si l'absorption est diminuée par la maladie, une diarrhée en résulte.
- Le gros intestin comprend le côlon, le rectum et l'anus; le transit à travers le côlon est lent afin de favoriser l'absorption des liquides.
- Les contractions musculaires acheminent les selles dans le côlon descendant et le rectum plusieurs fois par jour.
- La défécation est la résultante de l'interaction de diverses parties du système nerveux qui incite les muscles pelviens et rectaux, et le sphincter anal à se contracter et à se relâcher.

Quels sont les symptômes du syndrome du côlon irritable ?

Comment les médecins en font-ils le diagnostic ?

Comme il n'existe aucun test de laboratoire ni aucun autre test que ce soit par ailleurs, les médecins doivent, pour établir un diagnostic du syndrome du côlon irritable, se fier uniquement aux signes cliniques. Ces derniers varient d'une personne à l'autre, mais appartiennent à trois types principaux de symptômes.

Le symptôme prédominant peut être une constipation douloureuse ou une diarrhée qui, bien que sans douleur n'est pas sans inconvénient, ou encore une combinaison des deux accompagnée de douleurs abdominales.

D'autres symptômes peuvent se manifester comme une distension de l'abdomen, des gaz et un dérèglement des habitudes d'élimination. Il existe des différences entre les sexes : les femmes ont tendance à avoir de la difficulté à éliminer et à produire des selles dures tandis que les hommes ont tendance à aller à la selle plus fréquemment et à produire des selles plutôt molles.

Comme le diagnostic du syndrome du côlon irritable ne peut être établi qu'à partir d'un ensemble de manifestations cliniques, les médecins se servent de certains critères pour l'identifier.

Symptômes du syndrome du côlon irritable

Les symptômes varient selon les individus.

Ils sont de trois types :

1. constipation douloureuse;
2. diarrhée;
3. constipation douloureuse et diarrhée accompagnées de crampes abdominales.

Les autres symptômes sont les suivants :

- ballonnement (distension) de l'abdomen avec flatulences;
- dérèglement des habitudes de défécation;
- indigestion (dyspepsie).

Les critères de Manning

Une première tentative pour définir le syndrome du côlon irritable a été tentée par un médecin du nom de Manning. Cette liste comprend six signes cliniques :

1. douleur abdominale soulagée par la défécation;
2. des selles plus molles marquant le début de la douleur abdominale;
3. des selles plus fréquentes accompagnées de douleurs abdominales;

4 distension abdominale;
5 expulsion de mucus dans les selles;
6 sensation d'une évacuation incomplète des selles.

Les critères de Rome

Plus récemment, une équipe internationale de gastro-entérologues a ajouté des symptômes connus sous le nom de critères de Rome à cette première liste. Un diagnostic de syndrome de côlon irritable doit être établi lorsqu'un patient se plaint de douleurs ou de malaises abdominaux depuis au moins 12 semaines durant les 12 mois précédents et la douleur doit avoir deux des caractéristiques suivantes :

- la douleur disparaît avec la défécation;
- la douleur est associée à un changement de fréquence des selles;
- la douleur est associée à un changement de forme (apparence) des selles.

Selon les critères de Rome, le diagnostic d'une colite spasmodique est renforcé par l'apparition de plusieurs signes cliniques. Les gens qui souffrent surtout de constipation iront à la selle peut-être trois fois par semaine et expulseront des selles dures et grumeleuses. Par ailleurs, les gens atteints de diarrhée iront à la selle peut-être trois fois ou plus par jour et les fèces seront plutôt liquides.

Autres signes cliniques reliés au syndrome du côlon irritable

Ces signes sont les suivants :

- évacuation laborieuse des selles;

- envies impérieuses d'évacuer les selles;
- sensation d'évacuation incomplète après les selles;
- présence de mucus dans les selles;
- ballonnement, distension abdominale.

Caractéristiques autres que gastro-intestinales

Un grand nombre de caractéristiques autres que gastro-intestinales peuvent aussi s'associer à la colite spasmodique (voir encadré de la page 18). De plus, environ 90 % des gens atteints du syndrome du côlon irritable souffrent également de dyspepsie (indigestion). Les signes cliniques varient au fil des ans et sont tantôt de type intestinal et tantôt de type gastrique.

Qualité de vie

Au point de vue strictement médical, le syndrome du côlon irritable ne met pas votre vie en danger. Toutefois, si vous en êtes atteint, vous savez combien cette affection peut restreindre vos activités sociales et diminuer votre qualité de vie. Des douleurs chroniques reliées à l'alimentation signifient souvent que vous devrez vous abstenir d'aller manger à l'extérieur avec votre famille et vos amis. La crainte d'éprouver des besoins impérieux d'aller à la selle limite radicalement vos déplacements.

Activités restreintes

Plus de 40 % des gens atteints du syndrome du côlon irritable disent éviter certaines activités comme les voyages, les rencontres amicales, les rapports sexuels, les activités de loisirs et la consommation de certains aliments. Et c'est souvent les perturbations de la vie quotidienne beaucoup plus que les symptômes éprouvés qui vous serviront à évaluer la gravité de votre état de santé.

Effets sur le bien-être

Les gens atteints de colite spasmodique dorment mal, éprouvent souvent de l'anxiété ainsi qu'une léthargie et une véritable incapacité à surmonter les moindres difficultés de l'existence.

Si votre médecin n'arrive pas à identifier la cause de vos symptômes, votre état de santé risque de vous préoccuper.

Vous devrez probablement revoir votre médecin et passer des tests passablement désagréables en clinique externe.

Quelquefois, surtout si vous êtes une femme, vous finirez par subir une chirurgie inutile dans l'espoir d'alléger vos symptômes. Cette chirurgie peut être l'ablation de la vésicule biliaire ou de l'utérus. Sachez que la chirurgie peut empirer votre état, sans parler des complications postopératoires comme la douleur au site de l'incision et les adhérences (cicatrices internes qui provoquent des crampes douloureuses).

Signaux d'alerte autres que gastro-intestinaux du syndrome du côlon irritable

Mis à part les symptômes classiques, le syndrome du côlon irritable se manifeste aussi par des signes cliniques qui, à prime abord, ne semblent pas reliés à la colite spasmodique. Les femmes peuvent éprouver des problèmes d'ordre gynécologiques, des problèmes de vessie ou d'autres symptômes qui affectent le bien-être.

Symptômes gynécologiques

- Menstruations douloureuses (dysménorrhée)
- Douleurs après un rapport sexuel (dyspareunie)
- Tension prémenstruelle

Symptômes urinaires

- Fréquence – souvent besoin d'uriner
- Urgence – incapacité de se retenir
- Émission d'urine durant la nuit (nycturie)
- Évacuation incomplète de la vessie

Autres signes cliniques

- Douleurs au dos
- Migraines
- Mauvaise haleine
- Goût désagréable dans la bouche
- Qualité médiocre du sommeil
- Fatigue chronique
- Dépression
- Anxiété
- Fibromyalgie

POINTS CLÉS

- Vous serez diagnostiqué comme souffrant du syndrome du côlon irritable si vous rencontrez les critères de Manning ou de Rome.
- Une vaste gamme de signes cliniques qui ne sont pas d'origine gastro-intestinale est associée au syndrome du côlon irritable comme des symptômes gynécologiques, urinaires, musculosquelettiques et psychologiques.

Comprendre la douleur

Qu'est-ce qui cause la douleur ?

Mis à part les gens dont le symptôme principal est une diarrhée indolore, la plupart des gens atteints du syndrome du côlon irritable se plaignent d'avoir mal. Malgré tout, leurs tests et examens ne montrent aucun signe de lésions organiques des intestins. Alors, qu'est-ce qui peut bien causer ces douleurs ?

La douleur est souvent un signal d'alerte pour vous avertir que vous êtes en train de faire quelque chose qui pourrait nuire à votre organisme, par exemple, saisir à main nue la poignée du chaudron brûlant, ou encore pour vous rappeler que vous venez de vous brûler ou de vous frapper et que votre corps a besoin de temps pour guérir. Il existe partout sur le corps des terminaisons nerveuses qui, lorsque stimulées, envoient un message au cerveau qui le décode comme une douleur. La douleur est d'abord un mécanisme de défense qui sonne l'alerte lorsque quelque chose ne va pas. C'est souvent à la suite à des douleurs que vous irez consulter un médecin et lorsque le problème aura été identifié et soigné, la douleur aura rempli sa mission.

La douleur est décrite comme aiguë lorsqu'elle se manifeste depuis peu (et bien souvent de façon soudaine) et comme chronique si vous éprouvez cette douleur depuis longtemps.

Types de douleurs abdominales

Les médecins ont souvent de la difficulté à distinguer les douleurs causées par des anomalies structurelles ou des maladies (douleur organique) de la douleur qui ne semble pas résulter d'un changement structurel ou d'un processus pathologique (douleur fonctionnelle).

Douleur fonctionnelle

L'expression « douleur fonctionnelle » découle de la théorie qui veut que la douleur soit le résultat de changements dans la physiologie d'une partie de l'organisme. La douleur fonctionnelle peut être aussi sérieuse et débilitante que la douleur organique – par exemple, certaines femmes soutiennent que leurs douleurs liées au syndrome du côlon irritable sont pires que celles de l'accouchement.

La plupart des gens atteints du syndrome éprouvent des douleurs abdominales fonctionnelles provoquées par une perturbation de la motricité intestinale. La douleur fonctionnelle décrit toute douleur qui provient de la cavité abdominale, incluant le tube digestif. Les femmes semblent plus sensibles à ce type de douleurs que les hommes, surtout à la ménopause, alors que les changements hormonaux influent sur l'activité des muscles lisses des intestins.

La douleur est-elle organique ou fonctionnelle ?

Même un médecin d'expérience trouve quelquefois difficile de distinguer d'une douleur organique et fonctionnelle. Il est important toutefois que la distinction soit faite pour éviter qu'une maladie organique, une tumeur intestinale, par exemple, fasse l'objet d'une erreur et soit diagnostiquée comme un trouble fonctionnel (le syndrome du côlon irritable, par exemple).

Le défi du médecin consiste à distinguer les deux types de douleurs sans vous soumettre à une longue batterie de tests, souvent incommodants et parfois dangereux.

Ces tests ne sont pas nécessaires pour quelqu'un qui souffrirait de douleurs fonctionnelles.

D'un autre côté, les médecins doivent faire preuve de prudence et ne pas écarter la possibilité que leur patient ait des douleurs d'origine organique. Tout au long de ce livre, j'expliquerai comment les médecins se guident pour choisir la bonne approche.

Qu'est-ce qui déclenche la douleur abdominale ?

Les organes abdominaux sont généralement insensibles à beaucoup de stimuli qui, s'ils étaient appliqués sur la peau, seraient très douloureux. Une coupure, une déchirure ou une compression d'un organe ne provoque aucune douleur.

Toutefois, les terminaisons nerveuses qui tapissent les parois musculaires des organes sont sensibles à l'étirement et à la tension. Ce qui signifie qu'une trop grande distension ou une trop grande crispation (spasme) déclenchera la douleur.

Douleur viscérale et douleur à distance

Dans le syndrome du côlon irritable, deux types de douleurs abdominales peuvent se produire. La première est la douleur viscérale (douleur à l'intérieur des organes

Types de douleur dans le syndrome du côlon irritable

La douleur est un signal d'alerte. Il existe plusieurs mots pour décrire la douleur. Voici les mots les plus couramment utilisés pour décrire la douleur dans le cadre du syndrome du côlon irritable :

- aiguë : de courte durée;
- chronique : de longue durée;
- fonctionnelle : causée par un mauvais fonctionnement;
- organique : le résultat d'une lésion organique;
- viscérale : ressentie dans l'abdomen;
- à distance : ressentie ailleurs qu'à la source.

de l'abdomen et des intestins). La seconde est la douleur à distance, qui est ressentie dans une autre partie du corps et non dans la partie qui a déclenché la douleur.

Douleur viscérale

La douleur viscérale est ressentie dans l'abdomen et est le résultat de la stimulation des terminaisons nerveuses à l'intérieur des intestins. La douleur est habituellement diffuse et se situe la plupart du temps de part et d'autre de la ligne médiane de l'abdomen. La douleur peut être située plus haut ou plus bas, selon l'origine du nerf qui innerve l'organe affecté.

Des volontaires se sont soumis à une expérience dans laquelle on utilisait un ballon pour distendre diverses parties des intestins et la douleur était toujours ressentie dans le milieu de l'abdomen.

De plus :

- la douleur causée par la distension de l'œsophage était ressentie derrière le sternum;
- la douleur résultant de la stimulation du duodénum (la première partie de l'intestin grêle) était ressentie au plexus solaire (entre les côtes inférieures, sur la ligne médiane de l'abdomen);
- la douleur provenant de la partie inférieure de l'intestin grêle (jéjunum et ilion) était ressentie autour du nombril;
- la douleur résultant de la distension du côlon était ressentie en dessous de la ligne médiane de l'abdomen.

Dans ces études, on ne mentionne nulle part que la douleur provoquée par les ballons était ressentie ailleurs que dans la région abdominale. Ces observations correspondent étroitement au schéma de douleurs abdominales ressenties par les gens souffrant de lésions organiques. Contrairement à la douleur organique, la distribution de la douleur abdominale fonctionnelle est beaucoup moins précise et souvent plus erratique.

La douleur à distance

La douleur à distance est ressentie dans un endroit qui peut être à une certaine distance de l'organe d'où provient le malaise. Cela se produit lorsque le cerveau interprète les signaux en provenance d'une partie du corps comme venant d'une autre région parce que l'organe et la région à distance sont desservies par le même nerf. Par exemple, la douleur causée par une perturbation de la vésicule biliaire est souvent ressentie entre les deux omoplates.

Les endroits où se manifeste la douleur abdominale organique

La source de la douleur peut provenir d'un côté ou de l'autre du corps, mais elle sera en général perçue sur la ligne médiane de l'abdomen. Si le plexus solaire est douloureux, l'estomac, le pancréas, la vésicule biliaire ou le duodénum peuvent être en cause. Une douleur autour du nombril provient probablement de l'utérus, des reins ou de la vessie.

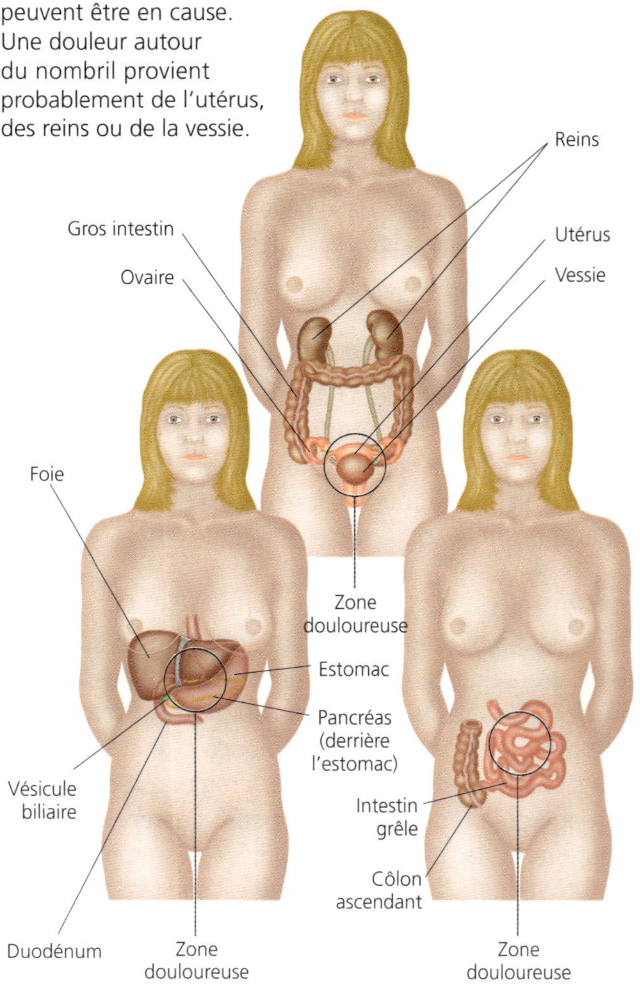

La douleur à distance peut être ressentie sur la peau comme dans des couches plus profondes de tissus conjonctifs, mais elle est habituellement confinée à une région en particulier. Quelquefois, la peau qui recouvre la zone douloureuse devient très sensible et les muscles sous-jacents, endoloris.

Seuil de douleur

Le seuil de douleur est le niveau de tolérance au-delà duquel la perception de ce qui était simplement gênant devient douloureux. Certaines personnes ont un seuil de douleur très bas et supportent moins bien l'inconfort que d'autres qui ont un seuil de douleur plus élevé.

Le seuil de douleur est un facteur subjectif qui varie selon les circonstances, les états d'esprit, la cause réelle ou supposée de la douleur et de bien d'autres éléments.

Mythes tenaces à propos de la douleur chronique

Si les médecins ne trouvent pas la cause de ma douleur, c'est qu'elle n'existe que dans ma tête.

Quelquefois la cause de la douleur n'est pas claire, mais cela ne l'empêche pas d'être très réelle. Heureusement, il existe beaucoup de moyens pour vous aider à vivre avec la douleur, même si vous n'en connaissez pas la cause.

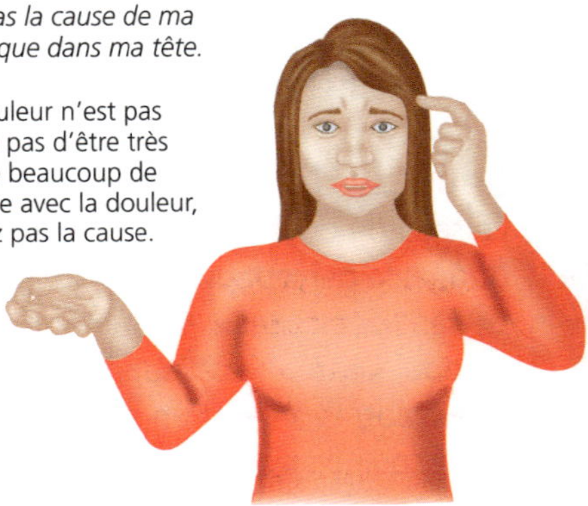

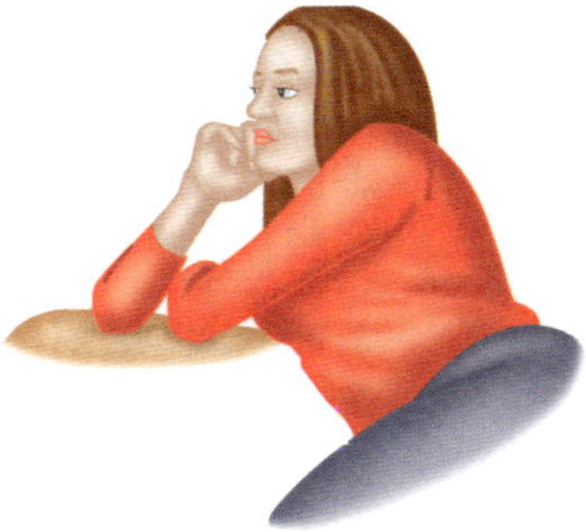

Si j'ignore ma douleur, peut-être qu'elle s'en ira.

Non ! Vous aurez certains efforts d'apprentissage à fournir pour la gérer efficacement.

Peut-être que je souffre parce que je suis une mauvaise personne.

La douleur chronique n'est pas un châtiment pour vos gestes passés. Mais les choses que vous faites et la façon dont vous vous comportez a une grande incidence sur votre estime de soi et la façon dont vous vous sentez.

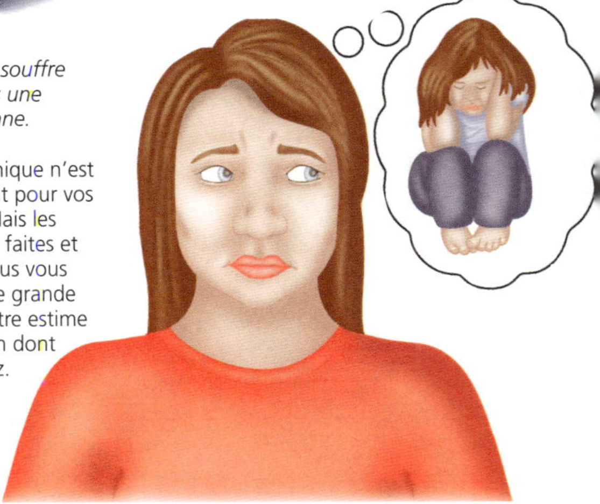

Mythes tenaces à propos de la douleur chronique (suite)

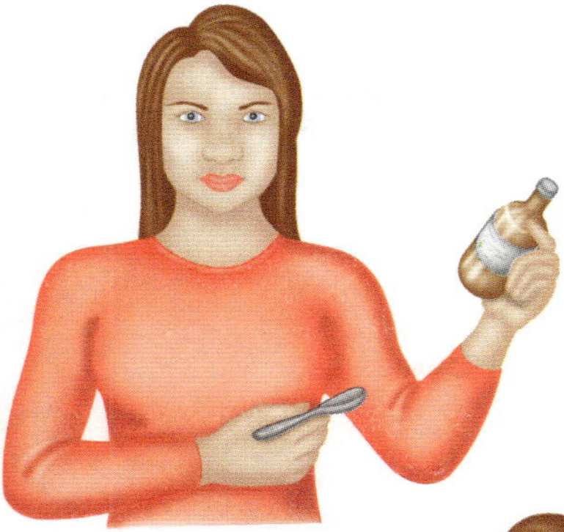

Il existe des médicaments contre la douleur.

Les médicaments sont efficaces pour soulager la douleur, mais il n'existe aucun médicament qui enraye la douleur de façon permanente.

Certaines personnes prétendent souffrir pour ne pas avoir à travailler et pour s'attirer la sympathie des autres.

Quelques personnes peuvent peut-être feindre la douleur, mais la plupart des gens atteints de douleurs chroniques n'aspirent qu'à être libérés de leurs douleurs.

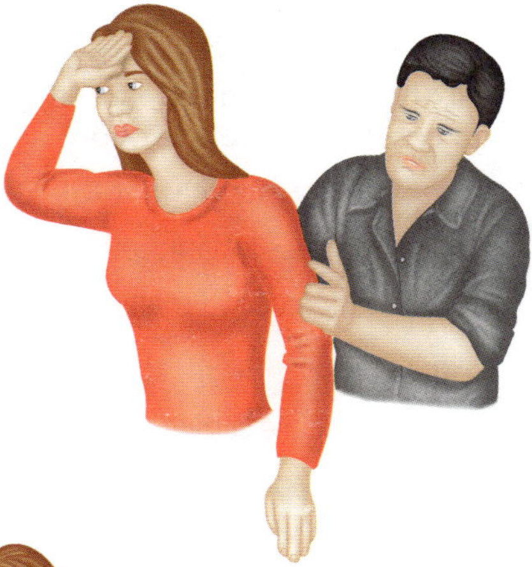

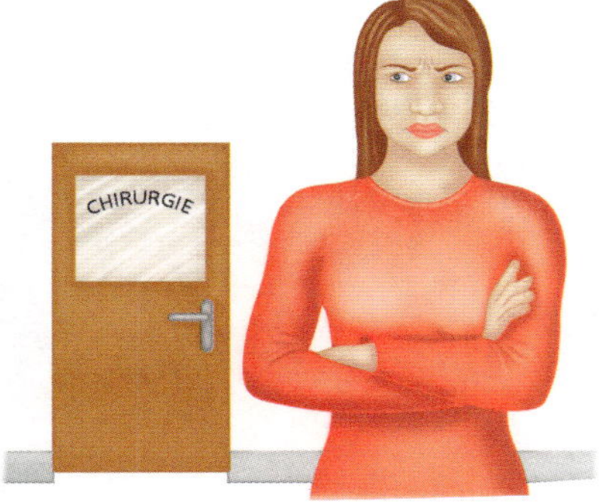

Mon médecin ne se préoccupe pas de moi, sinon il ferait quelque chose pour soulager ma douleur.

Votre médecin fait tout en son pouvoir pour vous venir en aide et soulager votre douleur. S'il n'y arrive pas complètement, ce n'est certainement pas par manque d'empathie.

Quels sont les facteurs qui peuvent aggraver les symptômes du syndrome du côlon irritable ?

Plusieurs facteurs peuvent jouer un rôle aggravant dans les symptômes du syndrome du côlon irritable; certains sont reliés à la maladie elle-même, d'autres à des circonstances individuelles.

Votre personnalité

Facteurs psychologiques

Inquiétude au sujet de vos malaises

Incapacité d'exprimer les émotions

Niveaux de tension

Dépression, anxiété ou des attaques de panique

Façons dont se manifeste le syndrome du côlon irritable chez vous

Chronique ou intermittent

Signes cliniques inhabituels

Manifestations de la maladie mal contrôlées

Contexte

Situation sociale difficile

Attitudes des parents et amis

Sévices sexuels dans l'enfance

Travail et satisfaction personnelle

Avantages financiers liés à la maladie

Examen et traitement médical

POINTS CLÉS

- La douleur est une sensation subjective ressentie par la personne lorsque des influx nerveux provenant d'un organe ou des tissus sont retransmis au cerveau.
- La douleur est aiguë (soudaine) ou chronique (longue durée).
- La douleur est organique ou fonctionnelle; la plupart des gens atteints du syndrome du côlon irritable éprouvent une douleur abdominale fonctionnelle.
- La douleur est ressentie dans la région abdominale (viscérale) ou ailleurs (douleur à distance).
- Le seuil de douleur est influencé par le contexte individuel, l'état d'esprit, la cause réelle ou supposée de la douleur et plusieurs autres facteurs.

Causes du syndrome du côlon irritable

Qu'est-ce qui déclenche le syndrome du côlon irritable ?

Grâce à une alternance de contractions et de relâchements des muscles des parois intestinales, le tube digestif digère les aliments et propulse les déchets vers le rectum pour y être expulsés.

Bien que nous ne connaissions pas toutes les causes du syndrome du côlon irritable, nous savons que ce trouble est relié à une perturbation des contractions musculaires des intestins. Et c'est justement parce que c'est le fonctionnement plutôt qu'une anomalie structurelle des intestins qui est en cause dans le syndrome du côlon irritable que l'on qualifie ce syndrome de trouble fonctionnel.

Pourquoi certaines personnes développeront le syndrome du côlon irritable alors que d'autres ne seront pas atteintes ? Nous ne connaissons pas toutes les réponses à cette question, bien qu'il semble que certains facteurs qui augmentent les risques de souffrir de ce syndrome aient été identifiés. Ces facteurs sont :

- facteurs psychologiques;
- activité anormale des muscles et des nerfs intestinaux;
- sensibilité accrue des intestins;
- infections gastro-intestinales;
- diète, intolérances et allergies alimentaires.

Quels sont ceux qui consultent un médecin ?

Tous ceux qui éprouvent des symptômes correspondant à ceux du syndrome du côlon irritable devraient consulter leur médecin; mais dans les faits, une proportion de 10 à 50 % des gens, selon leur âge et leur sexe, consultent leur médecin. Certaines personnes se disent incommodées par leurs symptômes alors que d'autres y accordent peu d'importance.

Des études ont été menées pour savoir pourquoi certaines personnes consultaient un médecin alors que d'autres omettaient de le faire. Des différences à la fois physiques et psychologiques ont été décelées entre ces deux groupes de personnes. Comme on pouvait s'y attendre, les gens qui ont des manifestations plus sérieuses et des douleurs plus prononcées avaient plus tendance à consulter les médecins, ainsi que ceux qui souffraient de dépression et d'anxiété.

Les facteurs psychologiques

Les gens atteints du syndrome du côlon irritable qui ne consultent pas leur médecin n'ont pas plus tendance à éprouver des symptômes psychologiques que les gens en bonne santé. Autour de 8 à 15 % des gens qui consultent leur médecin à propos du syndrome du côlon irritable présentent aussi des symptômes psychologiques, un pourcentage à peine plus élevé que chez les gens en bonne santé.

Par contre, les symptômes psychologiques sont plus répandus chez les gens qui fréquentent une clinique de gastro-entérologie. On remarque que ces symptômes psychologiques sont plus répandus chez les gens atteints du syndrome du côlon irritable qui se font soigner dans un hôpital que chez les gens atteints d'une maladie inflammatoire des intestins comme la maladie de Crohn ou comme la rectocolite hémorragique.

Plusieurs études ont trouvé un lien entre l'apparition des symptômes de la colite spasmodique et un événement stressant comme des difficultés au travail, un deuil, des problèmes de couple ou une intervention chirurgicale. D'autres études lient l'apparition du syndrome du côlon irritable à des problèmes sociaux liés au travail, aux finances, au logement ou aux relations interpersonnelles.

Ces études suggèrent que l'état d'esprit et l'émotivité des gens influencent la façon dont ils réagiront aux signes cliniques (par exemple, s'ils consulteront ou non un médecin) et ceci a un effet direct sur leurs intestins. On a démontré que la tension jouait un rôle important dans l'apparition de la douleur intestinale.

Malgré toutes ces études, beaucoup de gens atteints du syndrome du côlon irritable n'ont pas de troubles psychologiques ou de la personnalité.

Dépression et syndrome du côlon irritable

Environ 10 à 15 % des gens atteints du syndrome du côlon irritable et qui sont soignés dans des cliniques de gastro-entérologie souffrent d'une dépression sérieuse, et une minorité présente même des tendances suicidaires. C'est la raison pour laquelle votre médecin vous

Le fonctionnement des muscles lisses des intestins

Les matières avancent dans les intestins lorsque les muscles de la paroi intestinale se contractent. Les matières contenues dans les intestins avancent et reculent lorsque de petits segments se contractent puis se relâchent. Si les contractions se succèdent pour former une onde tout au long des intestins, les matières sont propulsées vers le rectum. Ce qui compte, ce n'est pas l'intensité des contractions, mais leur direction.

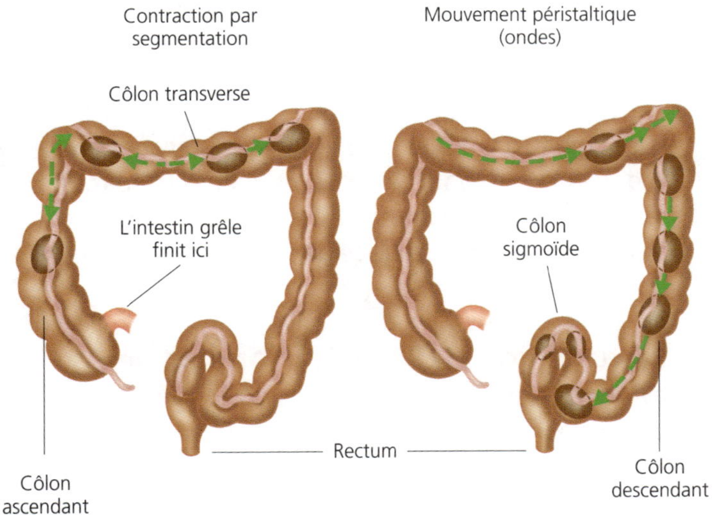

demandera si votre sommeil est perturbé, si vous avez des changements d'humeur et si vous manquez de vitalité. La dépression est quelquefois difficilement détectable, et si votre médecin a des doutes sur votre état, il pourrait vous prescrire une évaluation psychiatrique. Une dépression reconnue et soignée fera souvent disparaître la douleur même si cette douleur est très présente.

Influence de l'humeur sur les intestins

Si vous souffrez de dépression, il est probable que le passage des déchets à travers les intestins sera retardé. En revanche, l'anxiété est associée à un transit rapide du contenu gastrique à travers l'intestin grêle.

La plupart des gens éprouvent, à un moment donné ou à un autre, des crampes abdominales et de la diarrhée provoquées par une grande anxiété. Un stress important accélère le passage du contenu gastrique à travers l'intestin grêle et le côlon, provoquant des selles plus fréquentes, que vous soyez atteint ou non du syndrome du côlon irritable.

Des études ont démontré que l'utilisation de techniques comme la relaxation et l'hypnose soulageaient la douleur. Par contre, l'hyperventilation (respiration saccadée qui se produit durant des crises d'anxiété et de panique) abaisse le seuil de douleur et rend la moindre douleur plus pénible.

Perturbation de l'activité normale des muscles intestinaux et des nerfs

Le fonctionnement des intestins est contrôlé par diverses parties du système nerveux. Il appert que les gens qui souffrent du syndrome du côlon irritable ont une activité perturbée des nerfs qui innervent les intestins. Une activité anormale du nerf vague est liée à la constipation tandis qu'une activité anormale du système nerveux sympathique est liée à la diarrhée. Des facteurs psychologiques peuvent affecter ces nerfs et altérer la vitesse du transit intestinal.

Les gens qui sont constipés, incluant les gens atteints du syndrome du côlon irritable et chez qui ce symptôme est prédominant, semblent avoir des contractions musculaires du côlon plus faibles et moins fréquentes. Toutefois, d'autres personnes ont des contractions plus fortes dans la dernière partie du côlon.

Les études démontrent que les gens atteints du syndrome du côlon irritable à prédominance diarrhéique ont un transit accéléré, tandis que ceux qui ont une tendance à la constipation ont un transit lent. Certaines personnes atteintes de colites spasmodiques éprouvent une perturbation des contractions de l'intestin grêle.

Chez certains individus, des épisodes de douleur ont été liés à des perturbations de l'activité nerveuse et musculaire du côlon. Chez les gens qui souffrent de douleurs abdominales fonctionnelles, le stress de la vie quotidienne suffit souvent à déclencher des réactions musculaires et nerveuses anormales dans l'estomac et l'intestin grêle.

Malgré ces observations, la relation entre les perturbations nerveuses et musculaires dans les intestins et la douleur abdominale n'est pas si simple. Nous ignorons si ces perturbations sont le résultat d'une anomalie des muscles ou des nerfs coliques, ou si elles sont déclenchées par d'autres stimuli anormaux.

Réflexe d'élimination

Lorsque nous mangeons, la nourriture ingérée provoque une activité accrue des nerfs et des muscles du côlon, une réaction que l'on appelle le réflexe d'élimination. C'est la raison pour laquelle un bébé a tendance à souiller sa couche juste après avoir tété. Ce réflexe se déclenche en grande partie à cause du contenu en gras de la nourriture ingérée, ce qui explique pourquoi les gens qui ont un côlon irritable ont souvent des douleurs abdominales après avoir mangé un repas riche en gras.

Réflexe d'élimination

Lorsque nous mangeons, la nourriture ingérée provoque une activité accrue des nerfs et des muscles du côlon, une réaction que l'on appelle le réflexe d'élimination. C'est la raison pour laquelle un bébé a tendance à souiller sa couche juste après avoir tété.

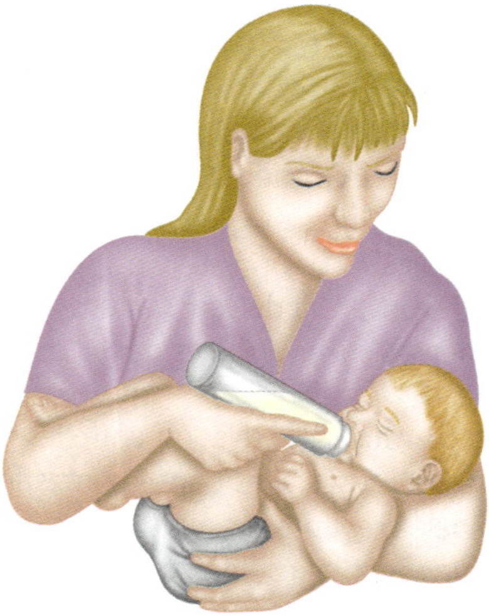

Sensibilité accrue des intestins

Des études ont été effectuées pour mesurer la douleur des gens atteints du syndrome du côlon irritable en insérant des ballons gonflés dans certaines parties des intestins. Ces études ont démontré que ces gens étaient plus sensibles que les autres à la distension.

Cette sensibilité anormale a été décelée partout sur le tube digestif (œsophage, intestin grêle et gros intestin) des gens atteints du syndrome du côlon irritable. On a aussi observé que les endroits susceptibles de déclencher des réactions douloureuses chez une même personne se situent dans les sections supérieure, médiane et inférieure des intestins. La douleur peut donc se manifester n'importe où dans l'abdomen. Elle peut aussi se manifester à distance, par exemple dans le dos, aux cuisses et aux bras.

Les gens qui souffrent de douleurs abdominales fonctionnelles résultant du syndrome du côlon irritable ont une sensibilité accrue à la douleur causée par les ballonnements et les flatulences bien que leurs réactions à la douleur partout ailleurs sur leur corps soient dans les normes. Ils qualifient les sensations dans la région des intestins comme pénibles et douloureuses, alors que les gens qui n'ont pas le syndrome du côlon irritable tolèrent beaucoup mieux ces sensations. Toutefois, leur seuil de douleur redevient normal et même augmente lorsque leur peau est soumise à des températures très basses ou à des stimulations électriques.

On ignore la raison de cet état de fait, mais l'explication de ce phénomène réside probablement dans le cerveau et dans la façon dont les divers types de douleur sont perçus.

Infections gastro-intestinales

Quelquefois, les symptômes du syndrome du côlon irritable apparaissent après une crise aiguë de gastroentérite. Des troubles fonctionnels intestinaux récurrents touchent une personne sur quatre à la suite d'un empoisonnement alimentaire causé par des bactéries comme le campylobacter, la shigelle et la salmonelle.

Les facteurs qui font que les symptômes risquent de devenir chroniques comprennent les crises aiguës de certaines maladies comme les suivantes :

- diarrhée qui dure plus de sept jours;
- vomissements qui provoquent une perte de poids;
- graves douleurs abdominales et mucus dans les selles.

Les autres facteurs sont les niveaux élevés d'anxiété et le nombre d'événements stressants qui ont eu lieu les six mois précédant la maladie.

Ces types d'infection sont responsables des symptômes chroniques chez environ 25 % des gens atteints du syndrome du côlon irritable. Ces gens jouissent d'un bon pronostic, puisque leurs symptômes s'améliorent ou disparaissent au bout d'un an environ.

Diète, intolérances et allergies alimentaires

Manger des aliments gras déclenche des douleurs abdominales fonctionnelles chez trois personnes sur quatre atteintes du syndrome du côlon irritable. Il est important de distinguer cette intolérance générale aux aliments de l'intolérance à des aliments précis qui peuvent produire des symptômes chez certains individus.

Le rôle de l'intolérance vraie (spécifique) comme agent causal du syndrome du côlon irritable est discutable. L'intolérance vraie est une réaction négative qui se produit dans les intestins après l'ingestion d'un aliment précis, réaction qui se reproduira chaque fois que la personne mangera l'aliment en question. Un exemple est la flatulence et la diarrhée après l'ingestion de produits contenant du lactose (incapacité de digérer le sucre contenu dans le lait).

L'allergie alimentaire, au contraire, produit des réactions immédiates chaque fois que la personne allergique mange l'aliment déclencheur, par exemple des fraises ou des huîtres. Ces symptômes allergiques affectent quelquefois l'appareil digestif (vomissements), mais ils touchent souvent d'autres parties du corps, provoquant une éruption cutanée, une crise d'asthme ou un nez qui coule.

Intolérance alimentaire

Pour connaître les réactions des gens à certains aliments, on a procédé à l'exclusion de ces aliments de la diète, puis à leur réintroduction, un à la fois. Ces tests ont prouvé qu'environ un tiers à deux tiers des personnes atteintes du syndrome du côlon irritable souffraientt d'intolérance alimentaire. En Grande-Bretagne, le blé était la cause la plus commune d'intolérance alimentaire, suivi par les produits laitiers (surtout le fromage, le yogourt et le lait), le café, les pommes de terre, le maïs, les oignons, le bœuf, l'avoine et le vin blanc.

Certaines personnes développeront des symptômes typiques du côlon irritable comme des ballonnements, des crampes et de la diarrhée après avoir mangé des glucides, que leur organisme ne peut assimiler. Le lactose (sucre contenu dans le lait) et le fructose (sucre provenant des fruits) en sont des exemples. Si ces glucides ne sont pas absorbés, ils risquent de fermenter dans les intestins, produisant ainsi des flatulences. En excluant ces aliments de la diète, vous réduirez les symptômes ainsi que la production de gaz dans le côlon.

Ces observations suggèrent qu'un changement de diète aura une incidence sur la fermentation résultant de l'action des bactéries dans le côlon.

Les adultes voient souvent la production de lactase – l'enzyme qui dégrade le lactose sur la paroi de l'intestin grêle s'amenuiser avec le temps. On estime que 10 % de la population d'ascendance européenne du nord en est atteinte, tandis que ce chiffre s'élève à 60 % pour les populations d'origine asiatique et à 90 % pour la population chinoise.

Les gens qui consomment une grande quantité de lactose (soit l'équivalent de plus d'un demi-litre par jour) pourraient voir leur état de santé s'améliorer simplement en limitant leur ingestion de lactose. Par contre, ceux qui en consomment beaucoup moins n'en retireraient pas forcément un bénéfice, puisqu'une faible consommation de lactose ne provoque pas de signes d'intolérance alimentaire.

Diètes d'exclusion

Une étude a démontré que l'utilisation d'une diète d'exclusion (c'est-à-dire une diète qui exclut tous les fruits sauf un, toutes les viandes sauf une, etc.) a sensiblement amélioré l'état de santé de 66 % des gens ayant participé à cette étude.

Des diètes d'exclusion moins draconiennes (qui imposent moins de restrictions alimentaires) ont été utilisées. Ces diètes restreignent l'ingestion des aliments souvent mis en cause dans les cas d'intolérance. Elles ont un taux de réussite moindre (50 %), mais elles sont plus faciles à suivre.

Il est difficile d'affirmer que ces diètes d'exclusion sont réellement efficaces à cause de l'effet placebo (vous vous sentez mieux simplement parce que vous vous attendez à ce que votre état s'améliore). Cet effet placebo ne peut être contré qu'en vous soumettant à un test à l'aveugle où les deux parties – vous et l'expérimentateur ignorent la nature de l'aliment ingéré.

Même si on vous nourrit par gavage à l'aide d'un tube, il est difficile d'éliminer toutes les influences extérieures comme l'aspect social, psychologique et physique de la nourriture et de son ingestion. Ces aspects sont aussi importants que l'effet de chaque aliment sur les intestins. Toutefois, une étude dans laquelle les gens nourris par gavage avec des aliments pouvant provoquer une intolérance rapporte que 6 des 25 personnes atteintes du syndrome du côlon irritable ont correctement identifié qu'on leur avait fait ingérer un des aliments qui provoquait chez eux une réaction d'intolérance.

L'apparition de symptômes liés au syndrome du côlon irritable semble être provoquée par une intolérance alimentaire chez un petit nombre de personnes. Si votre médecin soupçonne que c'est votre cas, vous devrez passer des tests objectifs et scientifiquement contrôlés dans une clinique spécialisée.

Vous, ainsi que les médecins et les diététiciens, devrez faire preuve de détermination et d'enthousiasme, car ce genre de tests se poursuit souvent pendant de longues semaines, voire quelques mois.

Allergie alimentaire

Une vraie allergie est beaucoup moins courante que l'intolérance alimentaire, et ses signes cliniques sont faciles à identifier. Ce qui est le cas lorsque l'ingestion d'un aliment en particulier est associée à une crise d'eczéma, d'asthme ou à un nez qui coule.

Ces allergies se détectent facilement (dans 70 % des cas) par des tests cutanés (prick tests) et des prises de sang. Si vous avez ce genre d'allergies, vous avez plus de chances que votre médecin de famille vous recommande un immunologue plutôt qu'un gastro-entérologue, parce qu'il n'aura pas tendance à penser que vous êtes atteint du syndrome du côlon irritable.

Une étude a testé des gens ayant exclusivement des troubles intestinaux. Il appert que 15 des 88 personnes qui croyaient avoir des allergies ont vu leurs assertions confirmées par un test à l'aveugle (un test où ni la personne examinée ni l'examinateur ne connaissaient l'aliment ingéré). Les tests cutanés ont plus tendance à être positifs si les symptômes se manifestent immédiatement après avoir ingéré l'aliment testé plutôt que plusieurs heures plus tard.

Test cutané (prick test) pour déceler une allergie

Le médecin dépose quelques gouttes de l'aliment allergène sur la peau. La peau est ensuite percée avec une aiguille très fine. Si la zone de peau devient le site d'une rougeur et d'une démangeaison, le test est concluant, vous êtes allergique à l'aliment en question.

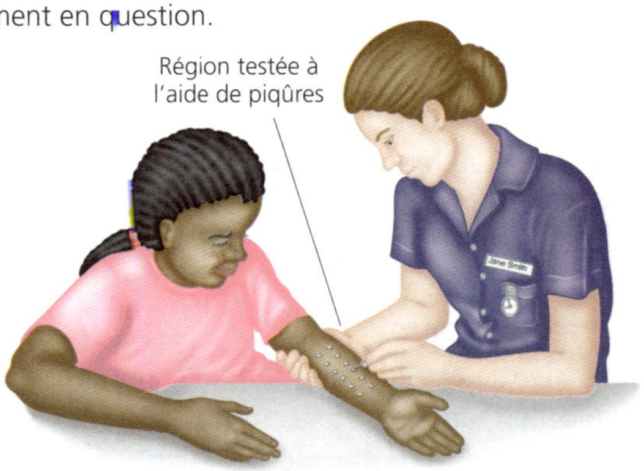

Les femmes et le syndrome du côlon irritable

Bien que les hommes et les femmes soient susceptibles de développer le syndrome du côlon irritable, les études montrent que plus de femmes consultent leur médecin. Les femmes ont tendance à souffrir plus souvent d'anxiété, de dépression et de stress que les hommes, ce qui pourrait contribuer à l'apparition des symptômes.

Il est possible aussi que les hormones accentuent les différences entre les hommes et les femmes. Durant les menstruations; par exemple, les symptômes du côlon irritable comme les crampes abdominales, la diarrhée et les flatulences ont tendance à augmenter de 50 %.

Les femmes atteintes du syndrome du côlon irritable montrent une sensibilité intestinale plus grande que les hommes et courent trois fois plus de risques de développer le syndrome du côlon irritable après une infection gastro-intestinale.

En tout, 60 % des femmes atteintes du syndrome du côlon irritable éprouvent des douleurs abdominales après un rapport sexuel. Ces douleurs se manifestent généralement quelques heures après le rapport sexuel et tout particulièrement si la femme est constipée.

POINTS CLÉS

- Il existe un bon nombre de facteurs tant physiologiques que psychologiques qui rendent un individu plus susceptible de contracter le syndrome du côlon irritable.
- Beaucoup de gens atteints du syndrome du côlon irritable ont vécu des expériences stressantes comme des difficultés professionnelles, un deuil, des problèmes maritaux et des interventions chirurgicales quelques mois avant d'éprouver des troubles intestinaux.
- Les gens qui contractent le syndrome du côlon irritable après une infection intestinale ont un bon pronostic de rétablissement.
- Les trois quarts des gens souffrant du syndrome du côlon irritable éprouvent des douleurs abdominales après avoir mangé et une petite portion de ces gens ont des intolérances alimentaires.
- Les femmes sont plus susceptibles de souffrir du syndrome du côlon irritable que les hommes.

Recevoir un diagnostic

Consultez votre médecin généraliste si vous avez des douleurs abdominales

La douleur abdominale fonctionnelle est très répandue, mais seulement la moitié des gens qui en souffrent consultent leur médecin de famille et, de ce nombre, environ une personne sur cinq seulement sera suivie en clinique externe.

Si vous consultez votre médecin à propos de douleurs abdominales, il vous posera une foule de questions afin d'évaluer vos symptômes, votre état psychologique et le contexte social dans lequel vous vivez, ainsi que des questions sur vos antécédents médicaux. Si vous êtes âgé de moins de 45 ans et que vous présentez les symptômes classiques du syndrome du côlon irritable sans lésion organique apparente, vous n'aurez pas besoin d'examens plus poussés. Si vous avez récemment perdu du poids, que vous avez du sang dans les selles ou d'autres manifestations qui vous empêchent de dormir la nuit ou si vos symptômes sont apparus depuis peu et de façon soudaine, il se peut que votre médecin vous recommande de passer d'autres tests pour écarter toute autre possibilité de maladie intestinale (voir p. 47-50).

Sinon, il se peut qu'il choisisse de faire des examens plus poussés dont un examen rectal, en se servant d'un petit instrument qui lui permet de voir l'intérieur du rectum et du côlon sigmoïde. Ces examens jumelés aux réponses que vous aurez fournies au médecin à propos des symptômes que vous éprouvez devraient suffire pour qu'il puisse poser un diagnostic. Quelquefois, le médecin choisit de dilater le rectum avec de l'air. Ce qui confirmera le bien-fondé de son diagnostic et démontrera que c'est bien la distension qui provoque votre douleur.

Examen du rectum à l'aide d'un sigmoïdoscope

Le patient est couché sur le côté, les genoux fléchis. L'instrument est inséré doucement dans le rectum. Le faisceau de lumière aide le médecin à détecter toute anomalie dans le rectum et dans le côlon sigmoïde.

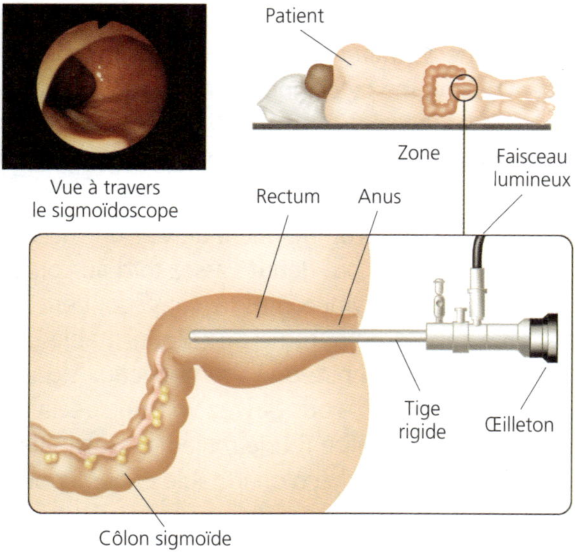

Que se passe-t-il si un diagnostic de syndrome du côlon irritable est posé ?

Si vous présentez les signes cliniques classiques du syndrome du côlon irritable (vos symptômes correspondent aux critères de Manning ou de Rome), avec ou sans résultats négatifs aux tests, votre médecin confirmera qu'il s'agit bien du syndrome du côlon irritable et vous expliquera en détail votre condition. Il vous rassurera en vous disant que la plupart des symptômes disparaissent d'eux-mêmes ou du moins deviennent plus tolérables lorsque vous comprendrez la source de vos malaises.

Le médecin pourrait vous prescrire un médicament ou un changement d'alimentation qui améliorera votre état de santé (voir p. 99-108) ou vous suggérer de faire certaines thérapies psychologiques comme de la relaxation (voir p. 99).

Si toutefois vos symptômes persistent, vous devrez vous soumettre à un suivi médical. Il est important que le diagnostic du syndrome du côlon irritable soit posé par votre médecin traitant, il ne vous appartient pas de poser vous-même ce diagnostic.

Si mon médecin me recommande de voir un spécialiste ?

Votre médecin vous recommandera de voir un spécialiste si vos symptômes ont débuté assez tard au cours de votre vie ou si vos symptômes ne correspondent pas tout à fait à ceux du syndrome du côlon irritable. Si votre état de santé empire ou si de nouveaux signes cliniques apparaissent, vous devrez voir un spécialiste pour écarter la possibilité d'une maladie intestinale autre que le syndrome du côlon irritable et aussi pour mieux vous rassurer.

Examens hospitaliers

Depuis les 30 dernières années, divers tests ont été mis au point pour aider à identifier ou à exclure certaines maladies organiques. Ces tests comprennent l'endoscopie (l'examen des organes internes à l'aide d'un instrument muni d'une caméra miniature) ainsi que les techniques de scanographie. Ces examens sont effectués en milieu hospitalier. Un sédatif est généralement prescrit avant l'endoscopie.

Une façon d'évaluer la douleur abdominale est donc de passer une série d'endoscopies et de scanographies et si les résultats de ces examens sont négatifs, la douleur abdominale est donc une douleur fonctionnelle et le diagnostic du syndrome du côlon irritable sera confirmé.

Désavantages des examens hospitaliers

Bien que des examens plus poussés s'imposent dans les cas difficiles, la plupart des gens n'ont pas vraiment besoin de se prêter à ces examens qui comportent des désavantages non négligeables. De votre point de vue, le processus peut être très démoralisant, contribuer à faire grimper en flèche votre peur d'avoir une grave maladie et miner votre confiance en votre médecin si les résultats de ces tests sont négatifs.

Il arrive souvent que ces tests mettent à jour d'autres problèmes comme une hernie hiatale (faiblesse du diaphragme) qui n'est, en fait, pas responsable des symptômes que vous présentez. Si les médecins décident de régler ce problème, souvent par une intervention chirurgicale, les manifestations du syndrome du côlon irritable risquent de disparaître, pendant un certain temps du moins. Toutefois, ils reviennent immanquablement et vous devrez en plus de les gérer, assumer les conséquences d'une intervention chirurgicale.

Examen colorectal à l'aide d'un coloscope

Le patient, étendu sur le côté, genoux fléchis, est sous l'effet d'un léger sédatif. Le côlon a été préalablement vidé à l'aide d'une médication et de l'ingestion de grandes quantités d'eau. Un tube flexible est introduit lentement dans le côlon et la caméra miniature est branchée à un écran vidéo. Sur le diagramme, le tube a atteint le côlon ascendant.

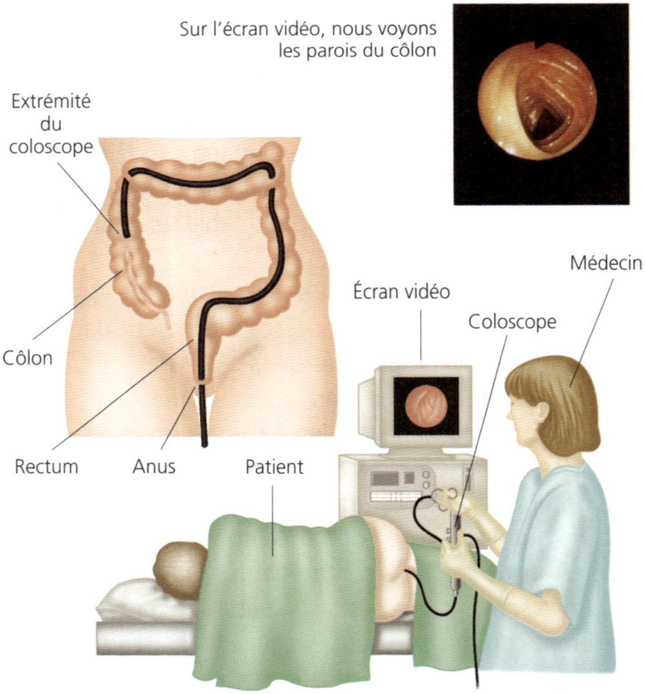

Heureusement, la douleur fonctionnelle causée par le syndrome du côlon irritable est beaucoup plus répandue que la douleur organique causée par une maladie inflammatoire des intestins. Et c'est la raison pour laquelle votre médecin sera à même de poser un diagnostic basé uniquement sur vos symptômes et sur votre examen physique sans avoir à recommander des examens encore plus poussés.

Autres signes cliniques

Bien que le syndrome du côlon irritable soit basé sur des critères bien précis (voir p. 15), plusieurs personnes présentent d'autres symptômes, vous devriez les mentionner à votre médecin. En plus de la douleur abdominale, on retrouve souvent des symptômes comme des nausées, des vomissements, de la difficulté à avaler (dysphagie) ainsi qu'une sensation de ballonnement après avoir mangé.

Vous remarquerez peut-être dans vos fèces la trace d'aliments non digérés comme des pelures de tomates ou de maïs et ces résidus sont la manifestation d'un transit trop rapide à travers le tube digestif.

Les symptômes autres que gastro-intestinaux qui se manifestent souvent chez les gens atteints du syndrome du côlon irritable sont l'envie fréquente d'uriner au cours de la nuit et l'impression que la vessie n'est pas complètement vidée après une miction. D'autres souffrent de maux de dos, d'un goût désagréable dans la bouche ainsi que d'une fatigue chronique; quant aux femmes, elles peuvent avoir des rapports sexuels douloureux.

Si vous avez perdu du poids, votre médecin vous prescrira sûrement certains examens pour écarter toute possibilité d'un trouble intestinal grave. Il vous posera aussi des questions pour évaluer votre état mental, car la dépression mène souvent à une perte de poids.

Troubles gynécologiques

Chez les femmes, il existe plusieurs troubles gynécologiques qui provoquent des douleurs dans le bas de l'abdomen et le bassin (l'entonnoir osseux qui contient la vessie, le rectum et les organes reproducteurs féminins). Ces troubles sont :

- syndrome inflammatoire pelvien – inflammation des conduits qui relient les ovaires à l'utérus (les trompes de Fallope) et des autres structures pelviennes;
- endométriose – prolifération des cellules de la paroi abdominale dans le bassin;
- douleur qui se produit au milieu du cycle menstruel et provoquée par l'enflure suivie d'une rupture d'un follicule ovarien;
- une douleur dans le bas du ventre et une perturbation de la fonction intestinale peut parfois être le signe d'un cancer du col de l'utérus. Si votre médecin pense que tel est le cas, il vous recommandera de voir un gynécologue. L'incidence de ces cancers est plutôt rare, comparée à celle du syndrome du côlon irritable.

POINTS CLÉS

- Votre médecin doit avoir toutes les informations pertinentes sur la douleur que vous éprouvez; il est souvent utile de noter le contexte dans lequel la douleur est apparue, ce qui semble l'empirer ou la soulager, l'endroit où la douleur se manifeste, etc.
- Bien que certaines personnes doivent subir des examens plus poussés en milieu hospitalier, votre médecin peut parfaitement poser son diagnostic en utilisant les critères de Manning ou de Rome.
- Lors de la consultation, le médecin vous posera des questions sur vos habitudes de vie, les événements qui vous ont marqué dans les mois qui viennent de s'écouler, parce que les facteurs psychologiques ont une grande influence sur l'apparition des symptômes du syndrome du côlon irritable.
- La plupart des gens atteints du syndrome du côlon irritable seront suivis par leur médecin de famille sans avoir à fréquenter une clinique externe.

La constipation

Que sont des habitudes d'élimination normales ?

Les habitudes d'élimination varient grandement d'un individu à l'autre. En moyenne, en Grande-Bretagne, les gens vont à la selle trois fois par jour ou trois fois par semaine. Curieusement, les gens qui vivent dans diverses parties du pays et les gens qui appartiennent à diverses ethnies ont des habitudes qui diffèrent, possiblement à cause des différentes diètes. Une selle normale doit être solide mais humide et facile à évacuer.

Le processus d'élimination

La contraction et le relâchement du côlon et du rectum sont régis par trois parties distinctes du système nerveux (systèmes sympathique, parasympathique et entérique). Les troubles physiques qui affectent l'élimination influenceront la fréquence des selles. La nourriture et les émotions affectent aussi l'activité des muscles du côlon.

Lorsqu'il y a suffisamment de fèces dans le rectum pour le distendre, les muscles lisses se contractent par réflexe et font en sorte que le sphincter anal (le muscle qui assure la fermeture de l'anus) se détend.

Quel est le rôle des intestins ?

La nourriture passe de l'estomac à l'intestin grêle puis s'achemine dans le gros intestin. Nous absorbons les nutriments de la nourriture digérée et la plupart des liquides que nous avons bus. Certains de ces liquides proviennent des sécrétions intestinales. Les déchets restants (fèces) sont propulsés dans le rectum où ils seront évacués par l'anus. Les intestins :

- reçoivent la nourriture et les liquides que nous ingurgitons;
- augmentent les liquides contenus dans les intestins en sécrétant des sucs à partir de leurs parois;
- propulsent le contenu alimentaire de l'estomac jusqu'à l'anus;
- absorbent la plupart des nutriments des aliments et des boissons dans la circulation sanguine;
- expulsent les déchets sous forme de selle;
- la selle est expulsée lorsque nous contractons le diaphragme et les muscles abdominaux tout en relâchant les muscles du plancher pelvien et les sphincters.

Qu'est-ce que la constipation ?

La constipation est une sensation largement subjective et ne possède pas de définition universellement reconnue. Une personne est considérée comme constipée lorsqu'elle va à la selle moins de trois fois par semaine ou si elle a souvent besoin de faire des efforts pour aller à la selle.

La constipation n'est pas nuisible et vous ne deviendrez pas « sale ou empoisonné » si vous n'arrivez pas à déféquer. Bien que la constipation ne soit pas une maladie en soi, elle est souvent le signe clinique d'une maladie sous-jacente.

Quelles sont les causes les plus répandues de la constipation ?

La constipation est souvent causée par une diète inappropriée, de mauvaises habitudes d'élimination et une utilisation inadéquate des muscles.

- Diète : généralement un manque de fibres dans la diète.
- Mauvaises habitudes d'élimination : la plupart des gens éprouvent une envie d'aller à la selle une ou deux fois par jour. Cette envie se produit souvent après un repas. Si cette envie est ignorée, la selle s'assèche et durcit. L'élimination suivante sera donc laborieuse et même douloureuse.
- Utilisation inadéquate des muscles : certaines personnes ne font pas des efforts efficaces ou encore oublient de relâcher les muscles autour de l'anus lorsqu'elles forcent pour évacuer les selles.

Votre abdomen est ballonné et vous éprouvez une sensation de lourdeur dans la région rectale. Des efforts excessifs pour évacuer les fèces peuvent provoquer des hémorroïdes (voir p. 61). La constipation rend les rapports sexuels douloureux chez les femmes.

Quelles sont les causes de la constipation ?

La cause la plus fréquente de la constipation est une diète inadéquate. Si votre diète ne comprend pas assez de fibres alimentaires, l'acheminement des aliments à travers les intestins sera plus difficile et les fèces seront graveleuses.

Le rythme trépidant de la vie moderne rend difficile la réponse immédiate aux envies de déféquer. Ignorer ce besoin signifie que les fèces séjourneront plus longtemps dans le rectum, s'assécheront et deviendront plus dures.

Certaines personnes font des efforts inefficaces ou n'arriveront pas à relâcher le sphincter anal pour déféquer. Faire des exercices pour mieux utiliser ces muscles pourrait aider à régler le problème.

Quels sont les facteurs qui aggravent la constipation ?

Plusieurs facteurs ont une influence sur la fonction d'élimination et augmentent les risques de constipation.

Vous devez boire suffisamment de liquide par jour – environ deux litres. Si vous vous déshydratez, vous risquez de produire des selles plus dures.

L'exercice physique masse les intestins et aide à propulser les aliments à travers les intestins. L'inactivité physique aggravera donc la constipation.

Les émotions ont une grande influence sur les intestins. L'anxiété accélère le transit intestinal tandis que

Quels sont les facteurs qui aggravent la constipation ?

Si vous avez tendance être constipé, voici la liste des facteurs qui pourraient envenimer la situation.

- Déshydratation : insuffisance de liquides dans l'organisme
- Inactivité – manque d'exercice physique
- Chocs émotionnels
- Hémorroïdes
- Travail par roulement
- Manque de facilités sanitaires.

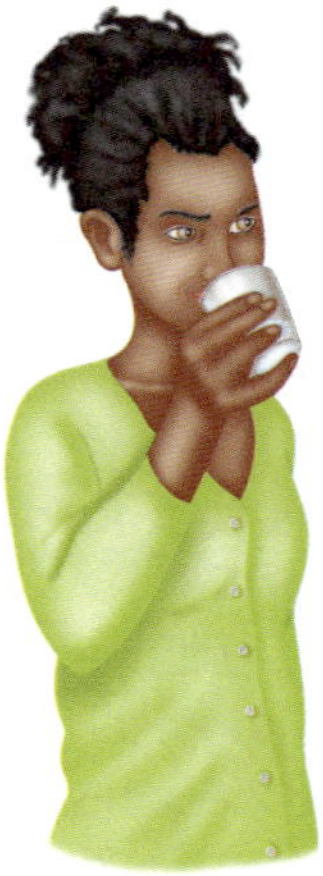

Buvez au moins 2 litres de liquide par jour

d'autres genres d'émotions peuvent aussi avoir l'effet contraire et ainsi favoriser la constipation.

La constipation sera aggravée par des douleurs affectant la région de l'anus. Les hémorroïdes apparaissent après des efforts pour déféquer, ce qui bien sûr est le cas lorsque vous êtes constipé.

Comme la défécation devient douloureuse, il devient plus difficile de répondre au besoin de déféquer.

Les horaires de travail bouleversent les habitudes d'élimination. Vous devez peut-être vous rendre au travail de très bonne heure et quitter la maison avant d'avoir pu déféquer ou vous travaillez par roulement à des heures qui interfèrent avec votre rythme biologique.

Un manque de facilités sanitaires adéquates peut contribuer à aggraver la constipation. La plupart des gens doivent pouvoir se sentir à l'aise pour déféquer.

Quels sont les troubles qui causent la constipation ?

Plusieurs troubles organiques et fonctionnels peuvent affecter la défécation.

Toute obstruction des intestins causée par une cicatrice, une inflammation ou la présence d'une tumeur peut conduire à la constipation. La pression d'un utérus élargi pendant la grossesse affecte la défécation. Une glande thyroïde paresseuse prédispose à la constipation. Tout dommage aux nerfs ou aux muscles qui contrôlent la défécation, comme c'est le cas dans le syndrome du côlon irritable, risque de provoquer de la constipation.

Quels sont les troubles qui peuvent causer la constipation ?

Il peut y avoir des causes organiques ou fonctionnelles sous-jacentes à la constipation :

- obstruction des intestins causée par une cicatrice, une inflammation ou une tumeur;
- grossesse;
- glande tyroïde paresseuse;
- perturbation de la fonction des nerfs ou des muscles qui contrôlent la défécation comme dans le syndrome du côlon irritable.

Quels sont les médicaments qui causent la constipation ?

Les médicaments ont souvent des effets autres que ceux pour lesquels ils sont prescrits. Un des effets secondaires est la constipation. Tous les effets secondaires liés à la médication devraient être expliqués sur le feuillet d'information remis au patient. Les médicaments connus pour causer de la constipation sont répertoriés à la page 60.

Quels sont les médicaments qui causent la constipation ?

Certains cas de constipation peuvent être le résultat de la prise de médicaments pour traiter un autre problème. Cet effet secondaire est généralement mentionné sur le feuillet informatif qui accompagne le médicament en question :

- les antiacides qui contiennent de l'aluminium ou du calcium et qui sont prescrits dans les cas de troubles gastriques;
- les comprimés de fer (quelquefois);
- certains analgésiques contenant de la codéine;
- sirops pour la toux qui contiennent aussi de la codéine;
- certains antidépresseurs et sédatifs;
- relaxants musculaires comme ceux qui sont prescrits pour la douleur abdominale, la vessie ou pour la maladie de Parkinson.

Qu'est-ce que les fibres alimentaires et pourquoi faut-il en manger ?

Les fibres se retrouvent dans les parties filandreuses des fruits et des légumes, surtout dans les tiges et la pelure des fruits, dans les graines et les céréales (le son est l'enveloppe extérieure des grains de céréales).

Les parties molles des fruits et des légumes contiennent aussi des fibres qui ne sont pas digérées par l'intestin grêle.

La plupart des aliments que nous ingérons sont digérés dans l'estomac et dans l'intestin grêle et y sont absorbés sous forme de nutriments. Les fibres restent

Hémorroïdes

Les hémorroïdes sont des vaisseaux sanguins situés dans l'anus qui se dilatent et deviennent proéminents. Les hémorroïdes sont causées par les efforts pour aller à la selle.

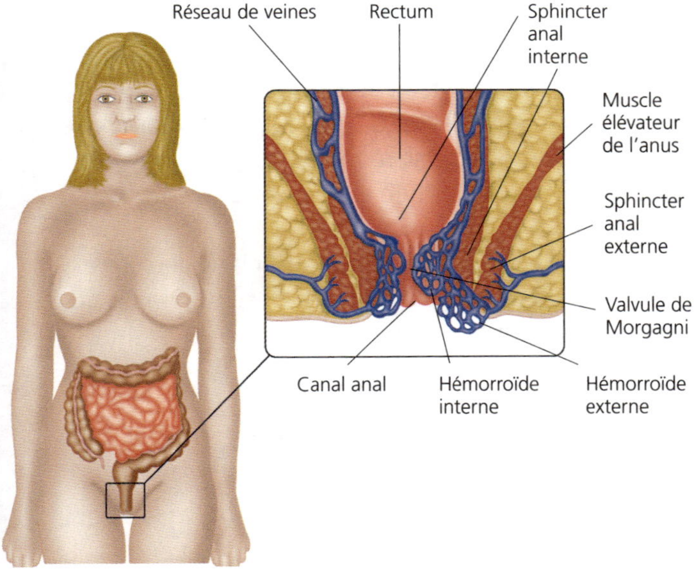

intactes et sont acheminées vers le côlon où elles joueront les rôles suivants :

- elles agissent comme une éponge et conservent les fèces humides;
- elles fournissent des matériaux qui favorisent la prolifération de bonnes bactéries dans le côlon.

Ces deux effets contribuent à rendre les fèces plus larges, plus molles et plus faciles à évacuer. Des fèces plus volumineuses stimulent les parois intestinales et augmentent les ondes de contraction et de relâchement (péristaltisme), ce qui facilite leur expulsion.

Les fibres alimentaires se retrouvent seulement dans les aliments d'origine végétale – par exemple dans les fruits, les légumes et les céréales. On n'en retrouve pas dans les aliments d'origine animale. Si vous devez augmenter votre consommation de fibres, mangez les aliments répertoriés aux pages 62 à 65. Si vous en consommez déjà, mangez-en plus souvent.

Vous pourriez constater une recrudescence de gaz intestinaux (flatulence), ce qui pourrait vous incommoder au début. Le problème se résorbera au fur et à mesure que votre organisme s'habituera à votre changement de diète.

Buvez beaucoup de liquides (au moins deux litres par jour), car les fibres absorbent l'eau. Il serait peut-être judicieux de rencontrer un diététicien pour discuter de votre diète.

Aliments qui sont une bonne source de fibres

Il existe une grande variété d'aliments appétissants qui contiennent des fibres. Ce sont tous des aliments d'origine végétale.

- Pain à grains entiers : mangez ce pain plutôt que du pain blanc, brun ou de blé entier. Faites l'essai d'autres variétés comme le pain Granary, le pain de son, le pain blanc riche en fibres et le pain à l'avoine. Goûtez aux muffins, scones, crumpets, pitas, chapatis à grains entiers. Le pain est un bon choix alimentaire, mangez-en sans culpabilité !

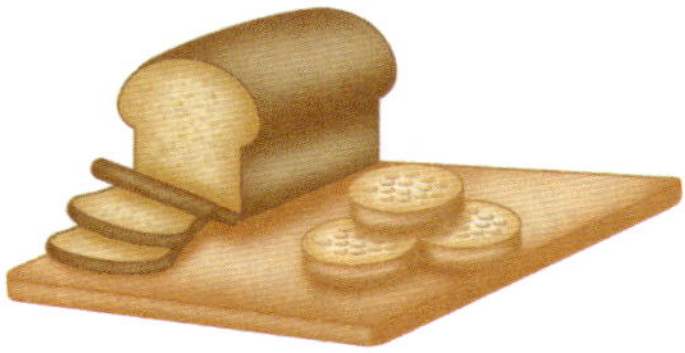

- Céréales à grains entiers et riches en fibres : comme le gruau, le muesli, les céréales Weetabix, Shredded Wheat, Bran Flakes, All Bran. Mangez-en tous les jours.

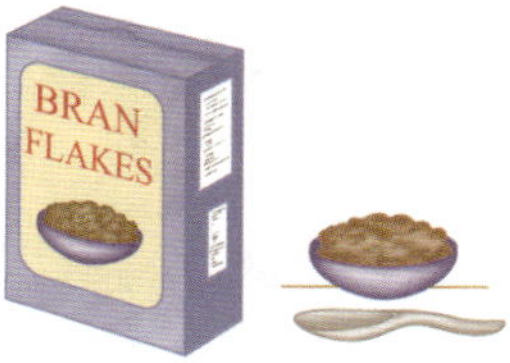

- Farine à grains entiers moulus sur pierre : essayez d'utiliser une part de farine non blanchie et une part de farine à grains entiers pour cuisiner. Vous devrez ajouter un peu plus de liquide pour faire de la pâtisserie et des chapatis.

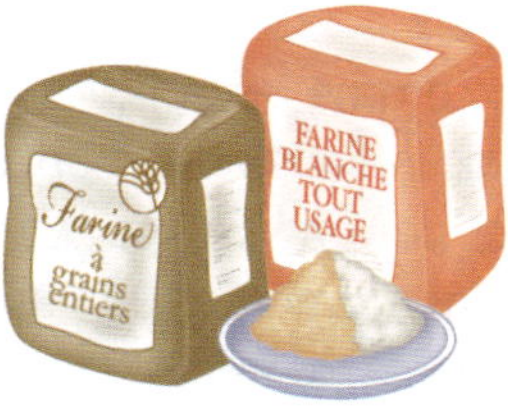

- Biscuits et craquelins : au lieu des biscuits à la crème et des craquelins faits à partir de farine blanche, adoptez les craquelins au son, les crêpes, les biscuits et les gâteaux à l'avoine, les barres santé aux céréales, les craquelins et les biscottes à grains entiers.

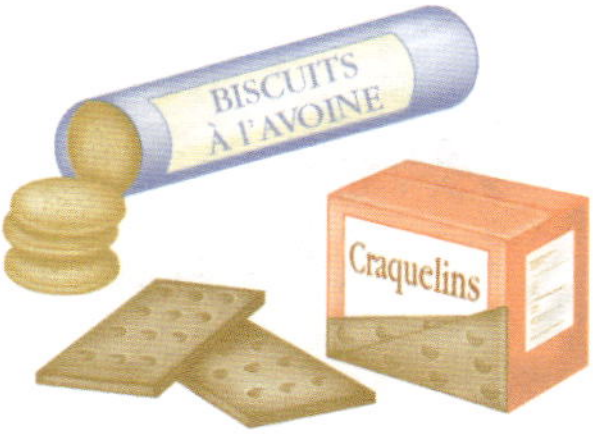

- Riz brun : il demande plus de temps à cuire mais il est beaucoup plus nutritif que le riz blanc.

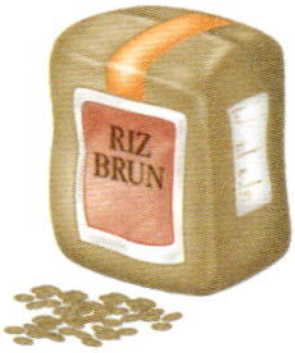

- Pâtes à grains entiers : comme des spaghettis, des macaronis, des lasagnes.

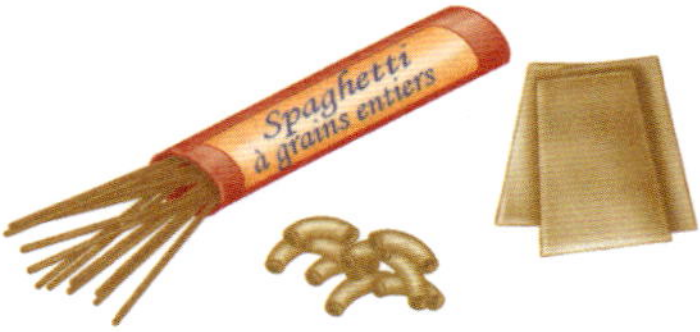

- Légumineuses : comme les pois, les haricots secs, les lentilles, les dhals indiens et les haricots en conserve. Les haricots secs doivent tremper puis bouillir à gros bouillons pendant au moins 10 minutes. On peut les cuire pendant le reste du temps recommandé. Utilisez-les dans vos soupes et en remplacement de la viande dans vos ragoûts et casseroles. Ils se servent également froids en salade.

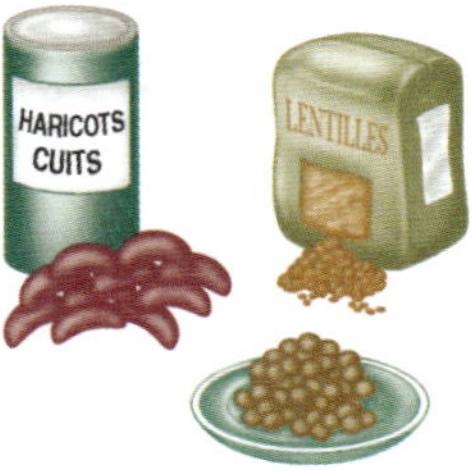

- Légumes : mangez-en tous les jours. Lavez-les bien et faites-les cuire pour qu'ils croquent sous la dent, mangez-les crus en trempette, en salade. Mangez beaucoup de pommes de terre, surtout en robe des champs;

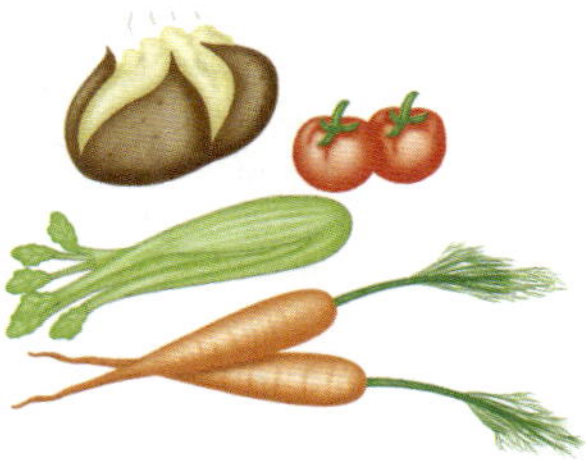

- Fruits : mangez-les frais (bien les laver), secs ou en conserve dans leur jus naturel. Mangez-en tous les jours. Les prunes et le jus de prune sont tout à fait indiqués pour soulager la constipation. Ajoutez des fruits secs à vos céréales et aux poudings au lait.

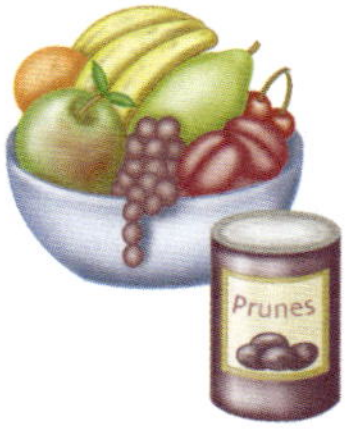

- Noix et graines : comme les graines de tournesol. Mangez-en en collation, ajoutez-en à vos salades ou dans vos plats. Ne donnez pas de noix complètes à des enfants de moins de cinq ans, car ils risquent de s'étouffer ou de développer une allergie aux noix.

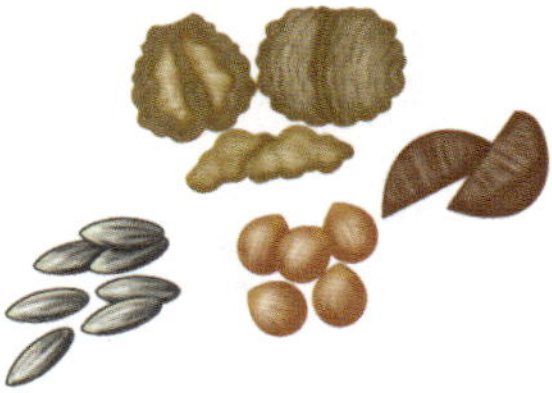

Devrais-je utiliser du son naturel ?

Le son est l'enveloppe extérieure d'un grain, pas une céréale du matin. Il fournit des fibres à la diète, mais ne l'ajoutez à votre diète que si votre médecin ou votre diététicien vous le recommande. Le son peut vous aider à régulariser vos habitudes d'élimination, même si vous mangez des aliments riches en fibres que nous venons de vous suggérer; vous ne devez l'ingérer qu'en petites quantités.

Commencez par ajouter une cuillerée à thé dans votre nourriture, trois fois par jour.

Augmentez progressivement la quantité jusqu'à atteindre une cuillerée à soupe de son trois fois par jour. Cette quantité est suffisante pour traiter la constipation. Le son s'ajoute aux :

- céréales du matin;
- soupes, ragoûts, casseroles;
- pâtés à la viande;
- poudings aux fruits;
- jus de fruits, lait.

Au début, le son peut provoquer des flatulences.

Fibres alimentaires, son et laxatifs de lest

Certaines personnes atteintes du syndrome du côlon irritable ou de douleurs abdominales fonctionnelles voient leur état s'améliorer lorsque leur médecin leur prescrit une diète riche en fibres, du son ou des laxatifs de lest qui ajoutent du volume aux fèces. D'autres, par contre, ne constatent aucun changement ou même une détérioration de leur état.

Son

Il existe peu d'études qui compilent les effets du son à long terme sur les symptômes du syndrome du côlon irritable. L'une de ces rares études conclut que le son diminue la constipation mais augmente la diarrhée, la douleur et l'urgence de déféquer.

Laxatifs de lest

Ce traitement qui consiste à augmenter le volume des fèces est efficace pour les gens qui ont des selles dures ou qui ont des selles irrégulières et douloureuses.

Une diète riche en fibres est souvent inefficace et un laxatif de lest (des fibres qui gonflent dans les intestins comme le psyllium) est habituellement requis.

L'ajout de fibres accentue quelquefois les douleurs abdominales et les flatulences, ce n'est donc pas recommandé à tout le monde. Si votre diète habituelle est pauvre en fibres, essayez d'augmenter peu à peu l'apport en fibres et ajustez les quantités d'après les réactions de votre organisme. D'un autre côté, si votre diète est riche en fibres et que vous éprouvez des douleurs et des ballonnements, il serait peut-être judicieux de réduire les quantités que vous ingérez.

Laxatifs jumelés à des médicaments

Il a été démontré que le laxatif de lest comme le psyllium était particulièrement efficace lorsque jumelé à un relaxant musculaire.

Que dois-je faire si certains aliments ne me conviennent pas ?

Certaines personnes atteintes du syndrome du côlon irritable ont de la difficulté à manger des légumineuses, des fruits secs et quelques légumes sans accentuer leurs

De bonnes habitudes alimentaires préviennent la prise de poids

Si vous devez changer de diète pour soulager votre constipation, vous vous inquiétez peut-être de prendre du poids. Les aliments qui vous seront recommandés ne sont pas des aliments riches en gras. Vous devrez apprendre à composer des menus équilibrés.

Général

- Utilisez des tartinades pauvres en gras
- Buvez du lait écrémé
- Faites plus d'exercice physique

Quelques idées de repas

Petit-déjeuner

- Pamplemousse ou des prunes
- Gruau
- Muesli non sucré
- Céréale Weetabix avec des rondelles de banane
- Céréale de son
- Pain à grains entiers ou pain Granary

Collations

- Soupe aux lentilles avec petit pain à grains entiers
- Fèves au lard sur une rôtie ou un muffin
- Sandwiches faits avec du pain à grains entiers ou un pain riche en fibres
- Une pomme de terre en robe des champs avec des fèves au lard ou du maïs dans le centre accompagnée d'une salade verte

De bonnes habitudes alimentaires préviennent la prise de poids (suite)

- Pain pita à grains entiers tartiné de hoummos avec une salade
- Soupe aux légumes et aux haricots avec un petit pain Granary
- Fruit frais
- Craquelins au son avec fromage et tomate

Plats principaux

- Poulet, pomme de terre en robe des champs et du maïs
- Spaghetti (à grains entiers) bolognais avec une salade
- Curry de légumes et riz brun
- Chili con carne (avec des haricots rouges) avec du riz brun et une salade
- Salade de thon et de pois chiches avec du pain Granary
- Casserole de légumes et de lentilles avec une pomme de terre en robe des champs
- Poisson grillé, pomme de terre en robe des champs, des petits pois et du maïs
- Sauce tomate avec des légumes et des légumineuses sur des pâtes à grains entiers
- Pizza à grains entiers (ajoutez des légumes et des légumineuses comme garniture)

Quel est mon poids idéal ?

- L'indice de masse corporelle (IMC) est une bonne façon de mesurer le poids santé.
- Convertissez votre taille en mètres et votre poids en kilogrammes.
- Calculez votre IMC comme suit :

$$\text{IMC} = \frac{\text{votre poids en kilos}}{[(\text{votre taille en m.}) \text{ X } (\text{votre grandeur en m})]}$$

$$\text{Par exemple : } 24{,}8 = \frac{70}{[1{,}68 \text{ x } 1{,}68]}$$

- Il est recommandé de maintenir son IMC entre 20-25.
- Le tableau qui suit est une façon plus simple d'évaluer votre IMC. Le point de rencontre entre votre poids et votre grandeur indique votre IMC.

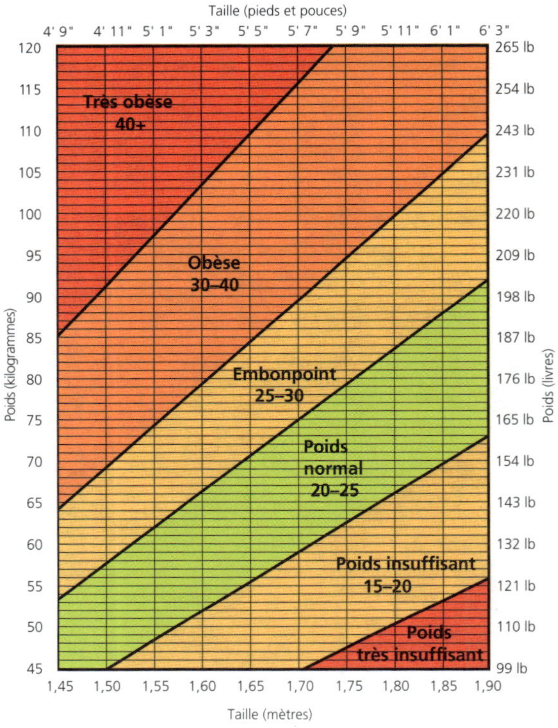

symptômes de flatulence. Si c'est votre cas, il vaut mieux éviter ces aliments.

Est-ce important de manger un petit-déjeuner ?

Oui. En mangeant un petit-déjeuner, vous obligez vos intestins à travailler dès le matin.

Les meilleurs petits-déjeuners sont des céréales à grains entiers ou des céréales riches en fibres accompagnées d'une rôtie à grains entiers. Si vous préférez, vous pouvez manger avec le pain à grains entiers des fèves au lard.

Vais-je gagner du poids si je mange plus de pain, de pommes de terre et de céréales ?

Non, si vous coupez vos rations de gras, d'aliments gras, de sucre et de desserts. Le pain, les pommes de terre, le riz, les pâtes et les céréales ne sont pas des aliments qui font prendre du poids en soi, ce sont les sauces qui les accompagnent qui risquent d'ajouter des kilos à votre silhouette.

Si votre poids vous préoccupe, essayez les menus suggérés aux pages 68-69.

Pour plus de suggestions de menus, recherchez des livres sur la cuisine riche en fibres et végétarienne à la bibliothèque ou dans les librairies.

Mes selles sont irrégulières, que dois-je faire ?

- Tâchez d'aller à la selle aussitôt que vous en ressentez le besoin.

- Essayez de prendre l'habitude d'aller aux toilettes, par exemple, au lever du lit ou après le petit-déjeuner.
- Buvez au moins huit grands verres d'eau par jour.
- Mangez plus d'aliments riches en fibres.
- Soyez actif, même si vous souffrez d'un handicap.
- Évitez de prendre des laxatifs.
- Prenez vos repas aux mêmes heures tous les jours.
- Assurez-vous d'avoir accès à une salle de toilette à la maison et au travail.
- Faites de l'exercice régulièrement.

Quand dois-je consulter un médecin ?

Si votre état ne s'améliore pas malgré toutes ces mesures d'auto-assistance et que votre constipation continue à vous préoccuper, prenez rendez-vous avec votre médecin. Tout changement, soudain ou graduel, dans les habitudes d'élimination devrait être mentionné à votre médecin.

Vous devrez le consulter sans tarder si vous avez du sang dans les selles ou si de nouveaux symptômes apparaissent comme des douleurs abdominales ou de la distension. Vous devez voir votre médecin si, du jour au lendemain, vous devenez constipé pour aucune raison apparente.

Vous n'aurez probablement pas de tests à passer bien que votre médecin puisse vouloir un échantillon de votre sang pour s'assurer que vous ne souffrez pas d'anémie et que votre thyroïde fonctionne normalement. Si la constipation est très importante, votre médecin voudra savoir si votre côlon est normal en vous prescrivant l'un des test suivants en milieu hospitalier :

- un lavement baryté en vue d'une exploration radiologique; ce qui implique l'introduction dans le rectum d'une substance inoffensive décelable sur la radiographie permettant ainsi au médecin de voir toute anomalie;
- une sigmoïdoscopie ou coloscopie – (l'insertion d'un instrument flexible muni d'une caméra qui permet au médecin d'inspecter les parois du côlon – voir p. 47 à 50);
- examens pour vérifier le fonctionnement des muscles du sphincter anal.

Est-ce que les laxatifs sont utiles ?

Un changement de diète suffit généralement à soulager la constipation sans avoir à utiliser des laxatifs. Prendre un laxatif à l'occasion est inoffensif, mais un usage quotidien entraîne une dépendance.

Un usage constant pendant de nombreuses années de laxatifs stimulants comme le séné et le cascara provoque des modifications dans le côlon, mais ils s'avèrent bien utiles de temps à autre pour une période de temps très courte. Les laxatifs en doses excessives entraînent des crampes abdominales.

Bien peu de gens doivent prendre des laxatifs régulièrement et seulement sous prescription de leur médecin.

Les types de laxatifs les plus naturels et les plus efficaces sont les laxatifs de lest. Ces préparations de fibres alimentaires concentrées sont tout à fait indiquées pour ceux qui auraient des difficultés à modifier leur diète.

Les types de laxatifs sont les suivants.

- Laxatifs de lest : le son, le psyllium, la méthylcellulose, la gomme de sterculia. Buvez beaucoup d'eau. Ces laxatifs donnent des selles plus volumineuses, plus molles et plus faciles à évacuer.

- Laxatifs stimulants : le bisacodyl ou le séné stimulent le mouvement péristaltique.
- Laxatifs osmotiques : sels minéraux (sulfate de sodium, sulfate de magnésium ou sel d'Epsom), du citrate de magnésium, de l'hydroxyde de magnésium (lait de magnésie), des sucres non assimilables par l'intestin (lactulose, mannose, mannitol, sorbitol, etc.) ou de la glycérine (sous forme de suppositoire). Ces laxatifs retiennent l'eau dans les intestins ramollissent les selles et facilitent leur évacuation.
- Suppositoires insérés dans le rectum qui ramollissent les selles et stimulent le mouvement péristaltique.
- Lavements : certaines personnes qui ont des lésions nerveuses graves de la colonne vertébrale doivent avoir des lavements qui consistent à irriguer les intestins pour en évacuer les déchets.

Lorsque vous prenez des laxatifs il est important de boire beaucoup de liquide, au moins deux litres d'eau ou plus par jour.

Autres traitements

Certaines personnes ont de la difficulté à faire les efforts pour déféquer tout en relaxant le sphincter anal.

Si vous avez ce problème, il est possible de suivre une rééducation afin de coordonner les contractions des muscles abdominaux tout en relaxant les sphincters.

Cette rééducation se fait à l'aide de biofeedback, une technique qui vous apprend à relâcher le sphincter anal (voir biofeedback page 100). La plupart des gens n'auront pas, par contre, besoin d'avoir recours à cette technique. À ce jour, ce programme de rééducation n'est offert que dans quelques rares cliniques, mais elles devraient se multiplier sous peu.

Si la constipation est liée à des problèmes d'ordre émotionnels, une thérapie pourrait s'avérer utile.

Un petit nombre de personnes qui ont des anomalies du gros intestin devront subir une intervention chirurgicale.

POINTS CLÉS

- Un changement d'alimentation, de bonnes habitudes d'élimination et des exercices physiques suffiront bien souvent pour la plupart des gens, à soulager leur constipation et à garder un poids santé.
- Les laxatifs de lest et les laxatifs osmotiques sont préférables aux laxatifs stimulants qui ne devraient être pris que sous la supervision d'un médecin.
- Si vous êtes constipé, cela ne veut pas dire que vos déchets organiques sont absorbés par votre organisme et que votre santé est en péril.
- Si vous avez plus de 40 ans et que vos habitudes d'élimination changent soudainement ou progressivement, vous devrez voir votre médecin, surtout si vous avez des saignements rectaux et des douleurs abdominales.

La diarrhée

Qu'est-ce que la diarrhée ?

La diarrhée est l'élimination de selles fréquentes, molles ou liquides quelquefois accompagnées de crampes abdominales (coliques) qui diminuent une fois les selles évacuées :

- la diarrhée aiguë se caractérise par sa soudaineté et ne dure pas longtemps;
- la diarrhée chronique dure longtemps.

Certaines personnes éprouvent un besoin urgent et évacuent fréquemment des selles solides et petites. Ceci n'est pas une vraie diarrhée et se produit lorsque le rectum est irrité (syndrome du côlon irritable) ou enflammé (colite).

Quelles sont les causes de la diarrhée ?

Vous souffrirez de diarrhée aiguë lorsque l'organisme sécrète trop de liquide dans les intestins, dans les cas d'empoisonnements et d'infections intestinales, par exemple. Certains laxatifs agissent en provoquant une réaction similaire (laxatifs osmotiques).

Le fait que le contenu gastrique passe trop rapidement à travers les intestins et qu'ainsi moins de liquide soit disponible pour être absorbé par la circulation sanguine provoque de la diarrhée. L'anxiété provoque souvent ce genre de réaction.

Boire trop de liquide provoque aussi de la diarrhée. Bien que ce cas se présente rarement, le fait de boire une quantité excessive de bière peut être à l'origine d'une diarrhée. Par ailleurs, une trop grande consommation d'alcool aura un effet irritant sur la muqueuse intestinale. Quelquefois, la diarrhée est causée par un traitement antibiotique.

Lorsque la diarrhée se poursuit sur une longue période de temps, la cause la plus probable de cette diarrhée est celle du syndrome du côlon irritable. Les intestins produisent des selles qui sont plus molles ou plus fréquentes que la normale sans qu'une lésion organique des intestins ne soit en cause. Vous devriez voir votre médecin si la diarrhée aiguë se poursuit pendant plus d'une semaine.

Voyez rapidement un médecin si vous souffrez d'une diarrhée et de déshydratation (bouche sèche, peau qui ne reprend pas sa forme rapidement lorsque pincée, des yeux creux) ou si vous avez plus de 60 ans. Si vos selles contiennent du sang ou si vous perdez du poids, consultez rapidement votre médecin.

Que fera le médecin ?

Après vous avoir posé les questions pertinentes et après avoir fait un examen général, votre médecin vous fera probablement un examen rectal avec son doigt recouvert d'un gant de latex. Il pourrait :

- se servir d'un instrument d'investigation comme le rectoscope ou un sigmoïdoscope rigide pour examiner la paroi intestinale (voir p. 47);

Analyse de selles

Si votre médecin vous demande un échantillon de selles pour une analyse en laboratoire, il vous fournira un contenant pour ce faire. Au laboratoire, des particules de selles seront placées sous un microscope pour déceler les micro-organismes responsables des infections.

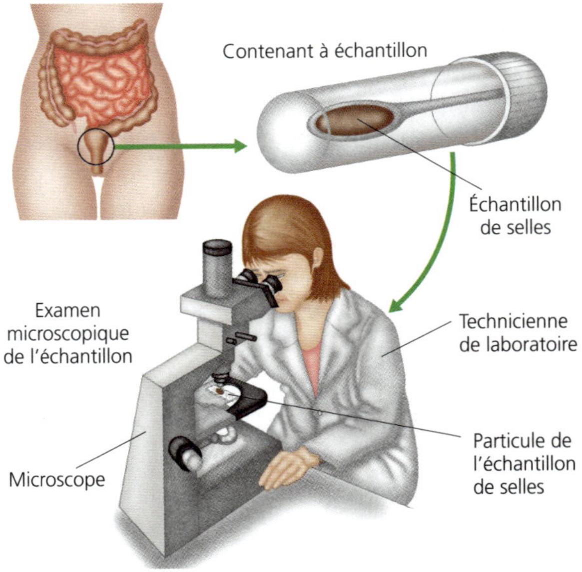

- demander une analyse de selles pour déceler une infection;
- demander une analyse de sang;
- prescrire un lavement baryté (examen radiologique des intestins);
- prescrire un examen des parois du côlon à l'aide d'un sigmoïdoscope flexible ou d'un coloscope et une biopsie si des anomalies sont décelées (voir p. 47).

Prise de sang

La prise de sang est habituellement faite par une infirmière dans une clinique. Un garrot placé autour du bras fera apparaître la veine. L'infirmière insérera une petite aiguille surmontée d'une seringue dans la veine et retire une petite quantité de sang.

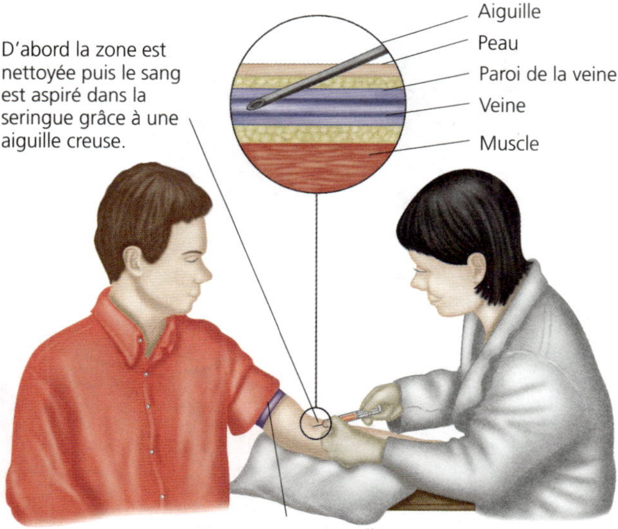

Médicaments contre la diarrhée

Les médicaments contre la diarrhée sont utiles si vous avez des selles très fréquentes. Toutefois, ils aggravent les malaises abdominaux et la constipation si vous avez tendance à avoir des crises de constipation suivies de crises de diarrhée. S'ils sont pris au coucher, ils auront pour effet de diminuer la fréquence de la diarrhée du matin caractéristique de la forme indolore du syndrome du côlon irritable décrite plus tôt.

Lavement baryté

Votre médecin pourrait vous prescrire un lavement baryté, soit un examen radiologique de vos intestins. La baryte est une substance opaque aux rayons X, qui sera visible sur les radiographies. Le liquide épais est injecté dans le rectum après qu'un laxatif a été administré pour vider les intestins. On prend ensuite des radiographies du côlon.

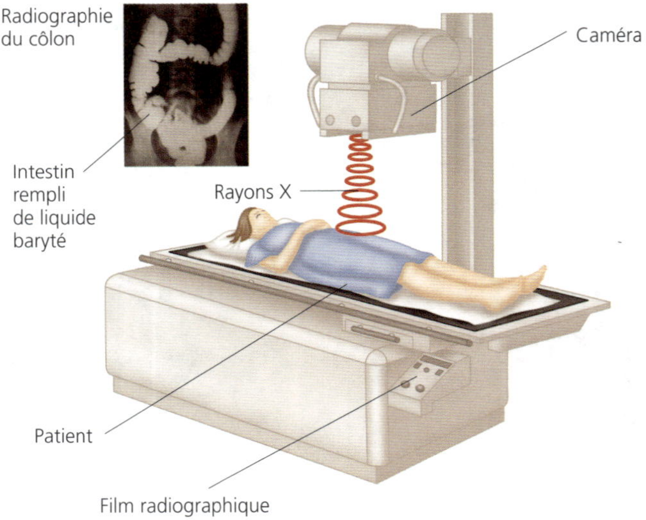

Les trois principaux médicaments antidiarrhéiques sont le phosphate de codéine, le diphénoxilate (Lomotil) et le lopéramide (Imodium) et sont efficaces dans la plupart des cas. Vous trouverez peut-être que l'un vous convient mieux que l'autre et qu'il vous cause moins d'effets indésirables.

Qu'est-ce que l'incontinence fécale ?

La plupart d'entre nous prenons pour acquis que nous pouvons contrôler nos intestins. Nous n'avons pas à nous soucier de l'évacuation de gaz, de selles liquides ou solides. Nous n'avons pas « d'accidents » et ne sommes pas non plus « pris au dépourvu » à moins d'avoir une grave diarrhée.

Quelquefois pourtant, le contrôle nous échappe parce que les intestins ou le sphincter anal qui entoure l'anus ne fonctionne pas adéquatement. Le contenu des intestins s'évacue, ce qui est extrêmement mortifiant.

L'incontinence fécale ou anale est la perte de matière fécale ou l'émission de gaz à un moment inopportun. L'incontinence fécale affecte des gens de tout âge et touche en moyenne, une personne sur 20. Une situation beaucoup plus courante qu'on le croyait, il y a quelques années. Il existe plusieurs tests qui aident à identifier la source du problème et les traitements sont souvent efficaces.

Comment contrôle-t-on les intestins ?

Normalement, les intestins et le sphincter anal travaillent de concert pour que les matières fécales ne soient pas évacuées sans que nous soyons prêts à le faire. Les matières fécales passent lentement à travers les intestins.

Le sphincter se compose de deux muscles qui servent à fermer l'anus. Il existe un anneau interne (sphincter anal interne) qui garde l'anus fermé au repos ce qui nous fournit une protection accrue lorsque nous faisons de l'exercice ou quand nous éternuons ou nous toussons. Ces muscles, les nerfs qui les innervent ainsi que la sensation ressentie à l'intérieur des intestins et du sphincter, tout cela contribue à garder le sphincter bien fermé. C'est ce qui nous rend capables d'exercer un contrôle sur nos intestins et d'être « continents ».

Qu'est-ce qui cause l'incontinence ?

La cause la plus courante d'incontinence fécale est une perturbation du fonctionnement du sphincter. Que ce soit des lésions aux muscles ou aux nerfs qui contrôlent ces muscles, des contractions trop fortes des intestins ou une proprioception altérée des intestins, toutes ces causes peuvent mener à un dysfonctionnement du sphincter.

Les hommes et les femmes de tout âge peuvent souffrir d'incontinence pour diverses raisons :

- enfants et adolescents – s'ils sont nés avec un sphincter anormal ou s'ils sont atteints de constipation chronique, ce qui peut affecter le sphincter;
- femmes, après une grossesse – une incontinence habituellement causée par une déchirure (cachée ou évidente) des muscles du sphincter;
- les gens de tout âge qui ont eu une lésion ou une infection du sphincter – ils peuvent être affectés sur-le-champ ou plus tard au cours de leur vie;
- les gens qui ont une maladie inflammatoire des intestins ou le syndrome du côlon irritable – parce que leurs intestins sont très sensibles;
- les personnes âgées – à cause de la constipation, de facultés mentales amoindries ou à cause d'une lésion subie lorsqu'elles étaient plus jeunes;
- les gens qui ont eu un accident vasculaire cérébral, des maladies comme la sclérose en plaques, l'épilepsie qui endommage les nerfs desservant le sphincter.

Le contrôle de l'ouverture des intestins

Les fèces sont emmagasinées dans le rectum dont les parois sont relâchées. Le sphincter anal est contracté. Lorsque nous sommes prêts à déféquer, nous contractons les muscles rectaux en même temps que nous relâchons le sphincter anal.

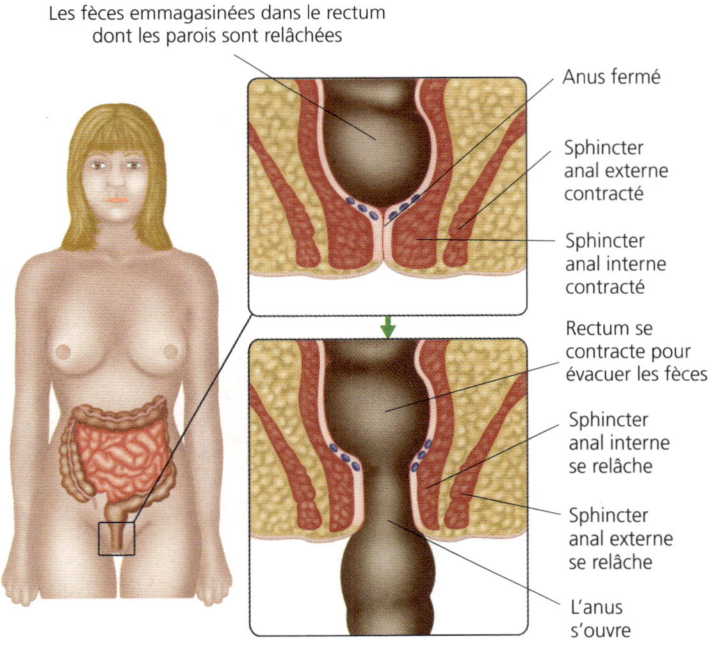

Quels sont les tests pour vérifier le fonctionnement du sphincter ?

Les tests pour vérifier le fonctionnement du sphincter sont relativement simples. Ils ne requièrent aucune préparation, s'administrent rapidement et sans douleur.

La force des muscles, l'intensité de la proprioception et le bon fonctionnement des nerfs, par exemple, se vérifient en utilisant des instruments de mesure de la pression.

Une échographie fournit une image claire des deux muscles du sphincter, montrant si l'un d'eux a subi une lésion. Ce test, sans radiation, ne prend que cinq minutes à effectuer.

Ces examens sont effectués par des spécialistes de l'incontinence. C'est votre médecin qui décidera si vous devez passer ces tests.

Quel est le traitement à suivre ?

Les médicaments antidiarrhéiques (voir p. 80) sont indiqués lorsque :

- les intestins se contractent trop violemment (l'urgence d'aller aux toilettes);
- les fèces sont très molles;
- les muscles du sphincter sont faibles.

Ces médicaments agissent en :

- diminuant le mouvement péristaltique;
- solidifiant les fèces;
- renforçant les muscles du sphincter.

Lorsque le sphincter est endommagé, créant ainsi un interstice entre les muscles du sphincter, une incision à travers la peau entourant l'anus règle souvent le problème. Si les nerfs sont atteints, une autre intervention chirurgicale s'impose pour resserrer le sphincter.

Des techniques comme le biofeedback (voir p. 100) sont utilisées pour raviver la sensibilité du rectum à la présence des fèces afin que le sphincter se contracte de façon normale.

Il serait judicieux de réserver vos sorties aux périodes où vous sentez que vous avez la pleine maîtrise de vos intestins.

POINTS CLÉS

- La diarrhée est l'évacuation fréquente de selles molles ou liquides; la diarrhée aiguë se règle souvent d'elle-même tandis que la diarrhée chronique requiert souvent des examens plus approfondis comme l'examen rectal, le lavement baryté et l'endoscope du gros intestin.
- Le syndrome du côlon irritable est l'une des causes les plus courantes de la diarrhée chronique.
- Les médicaments antidiarrhéiques comme la codéine, le diphénoxilate (Lomotil) et le lopéramide (Imodium) sont en général très efficaces.
- L'incontinence fécale est courante surtout chez les gens âgés et chez les femmes qui ont eu des problèmes à l'accouchement; des tests bien simples peuvent identifier la source du problème, plusieurs traitements sont disponibles.

Les symptômes reliés

Mauvaise haleine

Bien qu'il existe une myriade de causes pouvant provoquer la mauvaise haleine (halitose) comme des maladies touchant la bouche, le nez et les voies respiratoires, cette cause reste difficile à trouver. Pour certaines personnes, de simples conseils d'hygiène de la bouche pourront régler le problème bien que l'halitose soit difficile à enrayer.

Contrairement à la croyance populaire, la constipation ne cause pas la mauvaise haleine. Certaines personnes aux prises avec des problèmes psychologiques et émotionnels croient qu'elles ont mauvaise haleine alors qu'il n'en est rien et devront être rassurées et peut-être suivre une thérapie pour régler leurs problèmes émotionnels.

Goût désagréable dans la bouche et problèmes de salivation

L'halitose donne souvent un goût désagréable dans la bouche. Une bouche sèche qui résulte de maladies des glandes salivaires, des effets indésirables de certains médicaments ou encore des maladies provoquant une déshydratation sont souvent associés à ce goût déplaisant dans la bouche.

Ce symptôme est souvent causé par l'anxiété et le stress, ce qui vous rend plus susceptible de respirer par la bouche plutôt que par le nez. S'il n'existe pas de causes organiques sous-jacentes, votre problème sera abordé de la même façon que celui des gens qui souffrent d'halitose.

D'autres ont le problème inverse et produisent trop de salive. Cette salivation excessive peut être due à un problème de dentition, entre autres, mais relève peut-être d'un problème psychologique plutôt que physique. Il existe plusieurs médicaments qui réduisent la salivation.

Langue chargée et sensation de brûlure de la langue

Les gens préoccupés par leur état de santé inspectent souvent leur langue dans un miroir. Le fait d'avoir une langue chargée de couleur noire n'est nullement préoccupant. Une bonne hygiène buccale devrait résoudre ce problème. Les causes d'une langue chargée comprennent le tabagisme, la fièvre, le fait de respirer par la bouche et le jeûne.

Le fait d'éprouver une sensation de brûlure à la langue n'est souvent pas très grave non plus. Cette sensation est souvent causée par des dents qui s'ajustent mal ou par le tabagisme. Quelquefois, c'est le signe d'une carence en vitamines du groupe B (en particulier la B1 et la B12), en acide folique et en zinc. La plupart des gens ne demandent qu'à être rassurés et informés.

Sensation d'avoir une boule dans la gorge

Beaucoup de gens ont la sensation d'avoir une boule dans la gorge, cette sensation est souvent accompagnée d'une bouche sèche et se produit dans des moments chargés d'émotions. Cette sensation ne doit pas être confondue avec celle de la « boule hystérique » qui est la sensation d'avoir une boule qui comprime le cou et le thorax et qui provoque des difficultés à avaler. Cette sensation est causée par de l'anxiété, surtout dans les cas où elle est le prélude à une crise d'hyperventilation.

Le reflux gastrique (lorsque des sucs gastriques remontent dans l'œsophage) est une des causes de la difficulté à avaler. Ce symptôme affecte souvent les gens atteints du syndrome du côlon irritable (voir « Brûlure d'estomac et symptômes reliés » au bas de la page 91). La difficulté à avaler disparaîtra lorsque le problème de reflux aura été soigné.

Nausée et vomissement

Les maladies reliées aux intestins, au système nerveux et à l'équilibre hormonal, entre autres, causent souvent des nausées et des vomissements. Si vous éprouvez de plus des douleurs abdominales et que vous avez récemment perdu du poids, votre médecin vous prescrira une batterie de tests pour identifier la cause sous-jacente.

Si vous avez des nausées depuis quelque temps déjà ou que vous en avez souvent, ne vous inquiétez pas. Ce symptôme est rarement le signe d'une maladie plus grave.

Votre médecin voudra peut-être aborder avec vous les aspects psychologiques parce que les nausées et les vomissements qui se produisent peu de temps après avoir mangé sont souvent causés par une anxiété excessive. Ce qui est très plausible si vous ne présentez pas d'autres signes cliniques comme une perte de poids et si les résultats du repas baryté (test durant lequel une solution de sulfate de baryum est ingurgitée afin d'examiner les contours de l'œsophage, de l'estomac et du duodénum) et de l'endoscopie sont normaux.

Le traitement consiste à identifier les facteurs de stress et à vous aider à mieux les gérer. Quelquefois, le médecin pourra vous prescrire des médicaments pour soulager l'anxiété et supprimer ces symptômes.

Gastroscopie

Un tube flexible est inséré dans la gorge pour examiner l'œsophage, l'estomac et le duodénum. Comme le gastroscope peut incommoder les patients, on offre à ces derniers la possibilité d'avoir un léger sédatif intraveineux ou une vaporisation pour insensibiliser la gorge. Le tube est muni d'une caméra à son extrémité et les parois de l'œsophage, de l'estomac et du duodénum sont visibles sur un écran vidéo.

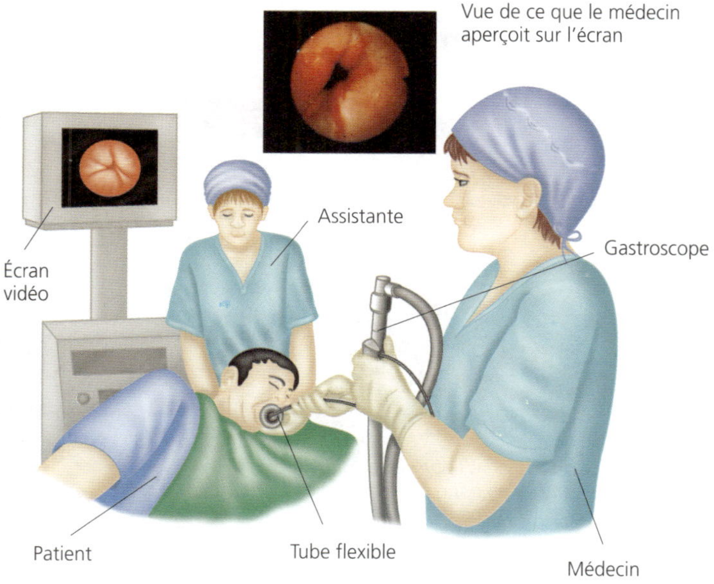

Reflux gastrique (brûlure d'estomac)

Les reflux gastriques (brûlures d'estomac) se produisent lorsque le contenu acide de l'estomac remonte dans l'œsophage, provoquant ainsi des symptômes que nous connaissons sous le nom de brûlures d'estomac.

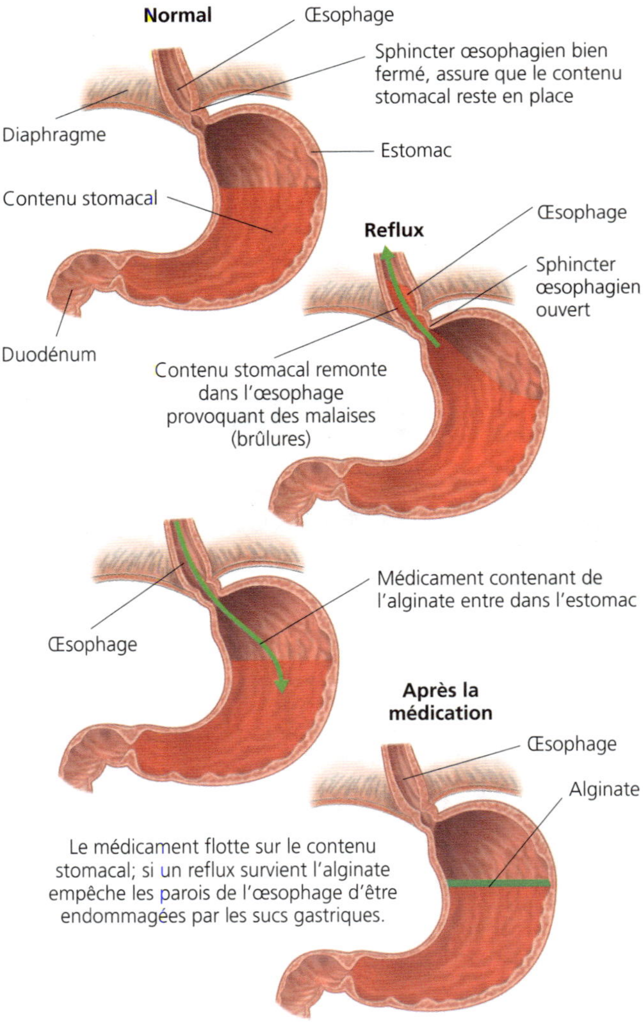

Comment éviter les brûlures d'estomac pendant la nuit

La position allongée sur le dos facilite le reflux du contenu stomacal vers l'œsophage et provoque des brûlures d'estomac. Ce malaise est facilement évité en surélevant légèrement la tête du lit.

Contenu stomacal qui remonte dans l'œsophage

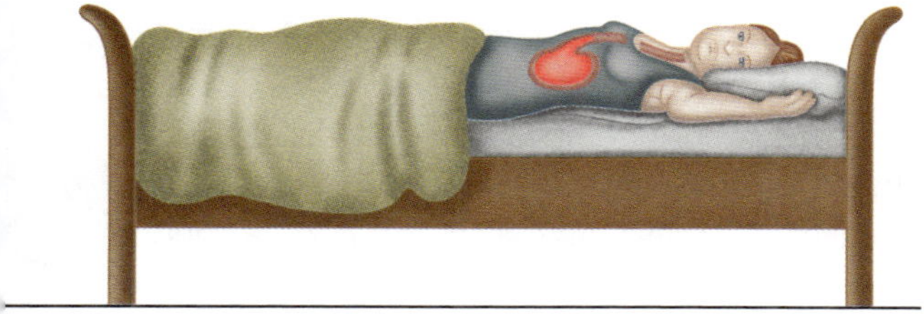

Contenu stomacal demeure en place

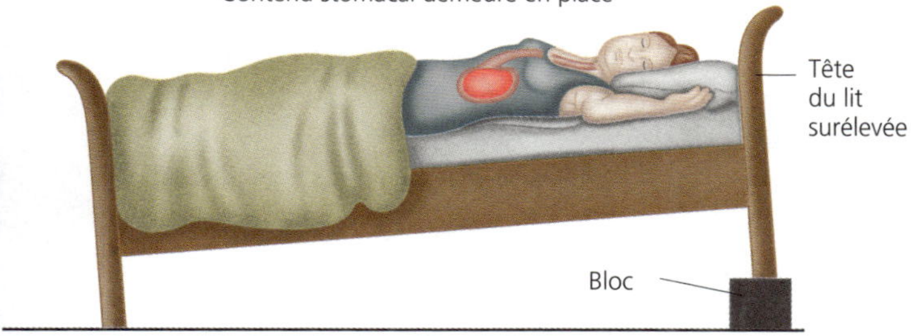

Brûlures d'estomac et symptômes reliés

Environ 50 % des gens atteints du syndrome du côlon irritable ont des brûlures d'estomac.

La sensation de brûlure est provoquée par le contenu partiellement digéré de l'estomac qui remonte dans l'œsophage (reflux gastrique). L'hypersalivation, la régurgitation d'un liquide clair comme de la salive dans la bouche a peu de chances d'être causée par une maladie.

Toutefois, votre médecin voudra peut-être que vous passiez des tests afin d'écarter la possibilité d'un ulcère au duodénum. Si vous avez des brûlures d'estomac ou si vous faites de l'hypersalivation, on vous recommandera de prendre rendez-vous à une clinique externe pour passer une gastroscopie (examen de l'œsophage, de l'estomac et du duodénum à l'aide d'une caméra miniature).

Si vous éprouvez des brûlures d'estomac, ce malaise se règle très facilement en perdant du poids, en prenant des antiacides ou en dormant avec la tête du lit surélevée.

Éprouver une sensation d'inconfort dans la zone du plexus solaire n'est habituellement pas un signe très grave. Vous devrez néanmoins passer une endoscopie du tube digestif supérieur pour écarter la possibilité d'une maladie plus grave. Avoir des « papillons » dans l'estomac ou une sensation étrange au creux de l'estomac sont désagréables mais sont rarement les symptômes d'une maladie plus grave.

Flatulence

Plusieurs personnes sont perplexes et embarrassées par les gaz intestinaux. Vous trouverez tout ce qu'il vous faut savoir sur ces derniers dans l'encadré présenté à la page 94.

Flatulence excessive

Une des statistiques les plus intéressantes à propos des gaz intestinaux est que les gens en santé émettent en moyenne 14 gaz par jour. Les gens qui pensent avoir trop de gaz n'en ont, en fait, pas plus que la moyenne des gens.

Bien qu'une mauvaise assimilation et une digestion inadéquate soient souvent en cause, la flatulence est rarement causée par une maladie.

Les gens qui ont une hantise des gaz sont souvent des gens anxieux qui ont des problèmes psychologiques.

Ce sont des facteurs comme le moment, la fréquence, le bruit et l'odeur plutôt que le nombre de gaz qui déterminent votre perception. Les rots, les gargouillis d'estomac (borborygmes), les ballonnements, la douleur et l'émission intempestive d'un grand nombre de gaz sont tous des problèmes connexes.

Comment savoir si je souffre de flatulence ?

La flatulence est due soit à une augmentation du volume des gaz dans le tube digestif ou soit à une réduction du rythme auquel ces gaz sont expulsés.

Une augmentation du volume des gaz intestinaux résulte généralement d'une augmentation de l'air avalé (aérophagie) en mangeant ou en buvant ou d'une production accrue de gaz dans le côlon causée par une fermentation bactérienne.

Une réduction du rythme d'expulsion des gaz frappe surtout les gens qui ont des problèmes chroniques de flatulence et de ballonnement.

Certains ont des émissions normales de gaz, mais ressentent plus de malaises et de douleurs que la moyenne. Ce qui nous porte à penser que leurs symptômes sont causés par une sensibilité anormale plutôt que par un dysfonctionnement des intestins.

Aérophagie

Tout le monde avale de l'air ainsi que de la salive lors des repas. Toutefois, certains de ceux qui se plaignent

À propos des gaz intestinaux

Nous savons très peu de choses à propos des gaz intestinaux que nous considérons surtout comme une nuisance. La production de gaz fait partie du processus de digestion.

Quantité de gaz

Le volume moyen de gaz dans le tube digestif est de 150-200 ml;

Le volume total de gaz émis par jour est de 1 000-1 500 ml.

Les principales composantes des gaz

L'oxygène à cause de l'air avalé.

L'hydrogène à cause du métabolisme des glucides;

Le méthane, un gaz qui provient du métabolisme de l'organisme (comment et pourquoi ce gaz est-il fabriqué reste à ce jour inexpliqué). Une personne sur trois possède un gène qui favorise la production de méthane dans les intestins.

L'odeur des gaz

L'odeur offensante des gaz expulsés par le rectum provient de la fermentation des fibres alimentaires dans le côlon. Cela dépend aussi de l'alimentation. Des aliments comme les oignons, l'ail et les légumineuses produisent des gaz qui puent plus que les autres. La pire odeur est celle des composantes ammoniaquées et sulfureuses.

de flatulence avalent deux à trois fois plus d'air que de liquide lorsqu'ils boivent.

L'habitude d'avaler de l'air en dehors des repas est connue sous le nom d'aérophagie. Les facteurs qui favorisent le phénomène sont la respiration par la bouche, une dentition mal ajustée, des lésions ou des ulcères buccaux, le tabagisme, le fait de mâcher de la gomme, certains médicaments comme les anticholinergiques, manger très rapidement et les perturbations émotionnelles. Certaines personnes avalent délibérément de l'air pour ensuite éructer afin de soulager la douleur causée par l'angine, le reflux gastrique ou autres maladies.

Votre médecin devra déterminer la raison pour laquelle vous avalez de l'air afin de choisir le traitement qui s'impose. Un truc pour perdre l'habitude d'avaler de l'air et d'éructer est de placer un crayon entre vos dents; ce truc fonctionne parce que l'air n'est plus avalé mais aspiré dans l'œsophage par la pression négative créée en relâchant le muscle du sphincter supérieur de l'œsophage. Bref, vous ne pourrez pas avaler de l'air en ayant un crayon dans la bouche !

Fermentation bactérienne

La production accrue de gaz est quelquefois causée par une trop grande fermentation d'origine bactérienne des glucides ingérés. Chez les gens en santé, cette fermentation a lieu dans le côlon. Si vous souffrez d'une maladie qui provoque un dysfonctionnement de la digestion ou qui vous empêche d'assimiler correctement les aliments, ce phénomène aura lieu dans l'intestin grêle.

Si votre alimentation est riche en fibres alimentaires et que vous consommez beaucoup de fruits, de légumes ainsi que des légumineuses, les risques de fermentation augmentent, ce qui peut provoquer une plus grande production de gaz, surtout des gaz à composantes de dioxyde de carbone et d'hydrogène.

La fermentation bactérienne dans le côlon produit bon nombre de gaz nauséabonds comme l'ammoniaque et le sulfure d'hydrogène. Bien que ces substances ne soient présentes qu'en très petites quantités dans les gaz intestinaux, elles sont perçues par l'odorat à des concentrations aussi faibles qu'une partie par million.

Plusieurs personnes ont recours à des capsules de charbon végétal activé pour contrer toute tendance à émettre des gaz odorants, mais leur efficacité est loin d'avoir été démontrée. Si vous avez une alimentation riche en fibres, les gaz nauséabonds seront moins fréquents en réduisant un peu votre consommation de fibres.

Borborygmes

Les gargouillements gastro-intestinaux portent le nom de borborygmes. Souvent un symptôme d'une mauvaise assimilation ou d'une digestion laborieuse, les borborygmes sont quelquefois le signe d'une occlusion intestinale. Après avoir écarté toutes les autres maladies, la cause des borborygmes est presque toujours reliée à une perturbation fonctionnelle.

Proptosis

Ce terme décrit les gonflements périodiques de l'abdomen souvent associés à des maux de dos. Cette maladie affecte plus de femmes que d'hommes. Ces gonflements apparaissent soudainement, quelquefois après un repas ou de façon progressive. Une femme qui en est atteinte aura le profil d'une femme enceinte et chez les deux sexes, les vêtements deviennent trop ajustés. Le gonflement dure environ 24 heures.

Le proptosis est en fait causé par la contraction du diaphragme et des muscles du bas du dos qui compressent les organes abdominaux et les projettent vers l'avant. C'est un symptôme qui accompagne souvent le syndrome du côlon irritable et il est important de savoir que ce trouble n'est pas causé par une maladie et qu'il ne requiert donc pas d'examens plus poussés.

Ce trouble ne nécessite pas de traitement, une simple explication de votre médecin quant à l'origine de ce trouble saura vous rassurer. Une façon de soulager ce symptôme est de vous allonger et de relâcher vos muscles. Si vous êtes une personne anxieuse, votre médecin pourra vous suggérer des façons de vous relaxer (voir page 100).

Proctalgie fugace

La proctalgie fugace est une douleur fulgurante ressentie au rectum qui dure de quelques secondes à plusieurs minutes et qui varie en intensité. Elle se produit habituellement la nuit et l'on pense qu'elle serait reliée au syndrome du côlon irritable, bien qu'elle ne fasse pas partie des symptômes classiques de ce syndrome.

Il n'y a pas lieu de s'inquiéter et cette douleur ne requiert pas forcément un traitement bien que votre médecin pourrait vous prescrire des antispasmodiques.

Troubles de la défécation

Les gens atteints du syndrome du côlon irritable éprouvent quelquefois des troubles de la défécation. Ces troubles se manifestent par :

- aucune urgence à déféquer même si le rectum est rempli de fèces;

- des coliques expulsives involontaires très douloureuses (épreintes);
- efforts inefficaces et douloureux lorsque la personne tente de déféquer;
- sensation que les intestins ne sont pas complètement vidés.

Ces difficultés sont habituellement d'origine fonctionnelle, mais votre médecin voudra d'abord faire une sigmoïdoscopie du rectum pour s'assurer qu'elles ne sont pas causées par des lésions organiques. Vous devrez subir d'autres tests si vos selles sont molles ou contiennent du mucus. Bien que ces symptômes soient typiques du syndrome du côlon irritable, ils peuvent à l'occasion être provoqués par une maladie inflammatoire des intestins ou par la présence de tumeurs dans le rectum ou le côlon.

POINTS CLÉS

- Une grande variété de signes cliniques gastro-intestinaux, de la bouche à l'anus, sont associés au syndrome du côlon irritable.
- Pour beaucoup de gens, les symptômes ont tendance à diminuer lorsque leur anxiété est soignée.
- Les personnes atteintes du syndrome du côlon irritable expulsent les gaz intestinaux plus lentement que la normale.

Le traitement

Un diagnostic rassurant

Par le passé, le diagnostic du syndrome du côlon irritable n'aurait été posé que lorsque toutes les autres causes possibles de vos symptômes auraient été écartées. De nos jours, le syndrome du côlon irritable est un trouble bien identifié, basé sur un ensemble de signes cliniques.

Le fait que les résultats des tests soient négatifs est très rassurant et confirme que vos symptômes résultent d'un dysfonctionnement intestinal lié à des spasmes, à des gaz ou à un « intestin paresseux ». C'est aussi rassurant de savoir que vos symptômes, malgré tous leurs inconvénients, ne sont pas un prélude à une maladie plus grave.

Il est important d'aborder tous les aspects qui vous préoccupent comme la peur d'une infection, d'un ulcère ou d'un cancer pour que votre médecin puisse vous rassurer.

Thérapies psychologiques

Plusieurs personnes atteintes du syndrome du côlon irritable ont une anxiété sous-jacente qui exacerbe leurs symptômes. Il existe plusieurs thérapies psychologiques qui peuvent les aider.

Ce que votre médecin fera pour vous aider

Une fois le diagnostic posé, le médecin vous avisera des changements que vous devrez apporter à vos habitudes de vie pour soulager vos symptômes. S'il existe des traitements qui peuvent vous aider, il vous les suggérera. Voici l'aide qu'il peut vous fournir :

- l'assurance que vous n'avez pas une maladie grave comme le cancer;
- la prescription de laxatifs de lest, de médicaments antidiarrhétiques ou antispasmodiques;
- des traitements pour des problèmes gynécologiques reliés au syndrome du côlon irritable;
- s'il le juge nécessaire, une prescription d'antidépresseurs pendant un cours laps de temps.

Technique de relaxation

Ceci est la forme la plus élémentaire des psychothérapies que vous pouvez faire vous-même à l'aide de cassettes audio. Si le stress contribue à l'aggravation de vos symptômes, la relaxation pourra vous aider à les soulager et à vous procurer un bien-être qui vous donnera confiance en vous.

De plus, la relaxation vous aide à transformer vos réactions aux diverses sources de tension. Vous aurez besoin d'environ 10 sessions.

Biofeedback

Cette technique vous aide à identifier les diverses manifestations anormales du fonctionnement de votre corps et à les corriger.

On utilise cette technique pour enrayer l'incontinence et la constipation.

Le biofeedback vous rendra plus sensible à la sensation rectale et aux efforts inadéquats. Dans le cadre de cette thérapie, l'on vous fournit des explications détaillées sur le fonctionnement de votre corps et l'on vous aide à rééduquer le fonctionnement de vos intestins.

Hypnothérapie

L'hypnose est utilisée pour induire un état de relaxation et ensuite modifier les anomalies sous-jacentes de la motilité des intestins ainsi que la perception des sensations du sujet.

Le thérapeute vous hypnotisera afin que vous puissiez maîtriser vos symptômes en faisant usage de ce que vous aurez appris pendant vos traitements. Le succès dépend en très grande partie de la volonté du thérapeute de soigner le syndrome du côlon irritable.

Thérapie comportementale et cognitive

La thérapie comportementale et cognitive est basée sur l'hypothèse que le syndrome du côlon irritable est relié, chez certaines personnes, à leur façon de réagir aux divers événements quotidiens. La thérapie comportementale et cognitive aide donc à identifier les façons de penser et de réagir qui sont à éliminer.

De plus, cette thérapie incite le sujet à changer sa perception du fonctionnement de ses intestins ainsi que les sensations qui en découlent. Elle permet d'aborder les symptômes du syndrome du côlon irritable non plus comme les manifestations d'une maladie à guérir, mais plutôt comme une expression de l'anxiété provoquée par certains événements vécus. Le traitement consiste essentiellement à identifier et à régler les problèmes, ce qui en outre donne à la personne concernée, un vif sentiment d'accomplissement.

Psychothérapie dynamique

Cette thérapie vous aide à comprendre pourquoi certains symptômes sont apparus et ce qu'ils représentent sur le plan relationnel. Cette connaissance vous aidera à modifier de façon permanente certaines de vos attitudes et comportements.

Les symptômes semblent se manifester après certains événements difficiles comme la perte d'un être cher, la fin d'une relation importante. La thérapie vous aide pendant cette période difficile.

Les thérapies psychologiques sont-elles efficaces ?

Des études démontrent que la thérapie comportementale et cognitive, l'hypnose ainsi que la psychothérapie réduisent, dans une proportion de 60 à 70 %, les manifestations du syndrome du côlon irritable. Les jeunes qui éprouvent les symptômes classiques du syndrome depuis relativement peu de temps sont ceux qui en retirent le plus de bénéfices. Les thérapies psychologiques n'ont aucun effet sur 15 à 20 % des gens atteints du syndrome du côlon irritable.

Médication

Malheureusement, la médication pour traiter le syndrome du côlon irritable est d'une efficacité limitée et, de plus, de nombreux médicaments ont des effets indésirables. Certains d'entre eux par contre aident à soulager la plupart des symptômes.

Un médicament en particulier pourrait dans votre cas se révéler efficace bien que la plupart des gens réagissent mieux à une combinaison de médicaments, par exemple, la prise d'un médicament antidiarrhéique (voir p. 79) jumelé à un antispasmodique. Chez certains, un anxiolytique jumelé à un antidépresseur réduit souvent la douleur abdominale et la diarrhée.

L'avantage de combiner ainsi deux médicaments est indéniable puisque vous n'aurez besoin que de prendre des doses minimales de ces médicaments pour soulager vos symptômes. Par contre, le risque d'éprouver des effets indésirables est accru.

Les antispasmodiques

Les médicaments antispasmodiques ont pour effet de relaxer le muscle du gros intestin. Ils s'avèrent utiles pour soulager la douleur causée par les spasmes du côlon. Certaines personnes constatent qu'au bout d'un certain temps, l'effet du médicament diminue. Si tel est le cas, votre médecin pourra vous prescrire un autre médicament apparenté.

Ce deuxième médicament sera probablement efficace pendant une période de temps similaire au premier.

Certaines personnes réagissent bien à l'injection de la hyoscine sous la peau ou dans le muscle. Si vous éprouvez des douleurs fonctionnelles graves, vous pourrez (vous ou un membre de votre famille) apprendre à vous injecter le médicament dès les premiers signes d'une crise.

Les antidépresseurs

En plus de soigner la dépression, les antidépresseurs ont un effet sur le fonctionnement des intestins ainsi que sur les nerfs qui les régissent. L'un de ces médicaments, l'imipramine, ralentit le transit intestinal (trop rapide) à travers l'intestin grêle, ce qui caractérise le syndrome du

Antispasmodique

Si vous souffrez de douleurs causées par des spasmes du côlon, les antispasmodiques peuvent vous aider. Ils agissent en relaxant les muscles intestinaux.

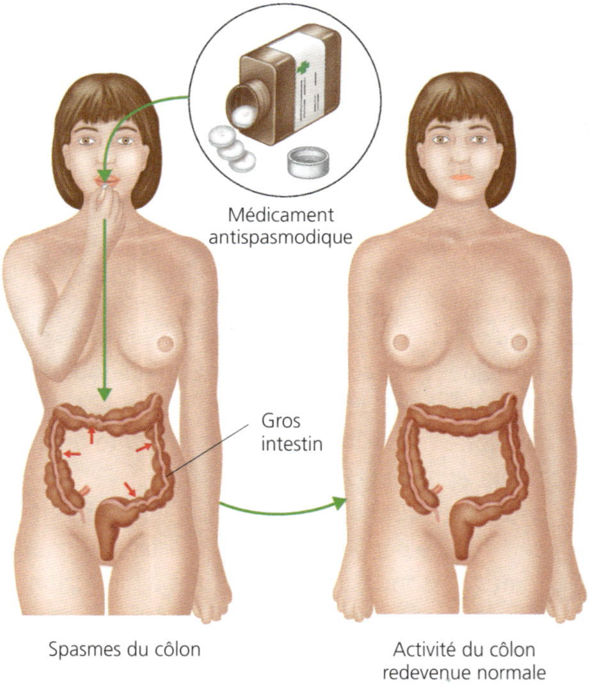

côlon irritable à prédominance diarrhéique. Un autre antidépresseur, la paroxétine (un inhibiteur sélectif du recaptage de la sérotonine), accélère le mouvement péristaltique à travers l'intestin grêle.

Ces deux antidépresseurs soulagent les symptômes liés au syndrome du côlon irritable à des doses trop faibles pour influencer votre état d'esprit. De plus, il a été démontré que les antidépresseurs réduisent la douleur. Leur efficacité est plus grande lorsqu'ils sont administrés au coucher.

D'autres antidépresseurs régularisent la sérotonine. La sérotonine (connue également sous le nom d'hydroxy-tryptanine) est une hormone qui joue un rôle important dans la physiologie du mouvement et de la sécrétion des intestins après l'ingestion de nourriture. L'un de ces antidépresseurs est l'alosetron, un antagoniste des récepteurs de type 3 de la sérotonine. Il est révélé efficace pour soulager les symptômes du syndrome du côlon irritable à prédominance diarrhéique, bien que des lésions vasculaires au côlon aient été reliées à son usage.

Le tégasérod qui stimule les récepteurs de type 4 de la sérotonine est disponible aux États-Unis et dans d'autres pays pour traiter les femmes atteintes du syndrome du côlon irritable avec une prédominance du symptôme de constipation.

Le régime alimentaire

Si votre alimentation est inadéquate et favorise l'apparition des symptômes du syndrome du côlon irritable, un changement de diète peut vous apporter un soulagement considérable. Un changement aussi banal que de réduire votre apport en fibres, en fruits ou en caféine, si vous ingérez une quantité trop grande de l'une de ces trois catégories d'aliments.

Certaines personnes, surtout celles qui ne sont pas d'origine européenne, ne produisent pas suffisamment de lactase (une enzyme nécessaire à la digestion du lactose, un sucre contenu dans le lait). Si vous consommez régulièrement plus de 280 ml de lait par jour, une réduction pourrait s'avérer bénéfique.

L'ingestion de trop grandes quantités de fructose (sucre contenu dans les fruits) liée à un problème de mauvaise assimilation provoquent chez certaines personnes, l'apparition de symptômes du syndrome du côlon irritable dont des ballonnements qui semblent affecter tout particulièrement les gens qui ont les intestins très sensibles.

Vous avez peut-être déjà identifié les aliments qui déclenchent chez vous l'apparition des symptômes du côlon irritable, tout particulièrement si vous êtes sujet à des diarrhées. Si vous songez à restreindre votre consommation de ces aliments déclencheurs, demandez à votre médecin qu'il vous réfère à un diététicien pour vous assurer que votre alimentation contient bien tous les nutriments nécessaires.

L'aloès est une plante utilisée à des fins médicinales depuis des millénaires. Certains disent que cette plante a eu raison de leurs symptômes tandis que d'autres ont vu leur état empirer par l'ingestion de cette plante médicinale. Tant qu'une étude plus approfondie sur les propriétés curatives de cette plante n'aura pas été effectuée, nous vous recommandons d'éviter de consommer régulièrement de l'aloès.

Il n'est pas prouvé scientifiquement que la consommation de yakult, l'adoption d'une diète sans levure ou sans gluten améliorent l'état des gens atteints du syndrome du côlon irritable.

Le yakult est une boisson fermentée contenant des lactobacilles, ces dernières favorisent la croissance de bonnes bactéries dans l'intestin tout en inhibant la prolifération des bactéries potentiellement nuisibles. Toutefois, des tests en laboratoire sur les lactobacilles n'ont pas permis de conclure à leur efficacité (voir plus loin).

L'adoption d'une alimentation dénuée de produits contenant de la levure a été longtemps mise de l'avant parce que l'on croyait qu'elle prévenait la candidose (la prolifération d'un champignon de la famille du candida). Les études à ce sujet suggèrent que le candida n'est pas en cause dans l'apparition du syndrome du côlon irritable.

Pour une petite minorité de gens, l'exclusion du gluten (contenu dans le blé, l'orge et le seigle) de leur diète a soulagé leurs symptômes, mais la majorité des gens n'ont pas constaté d'amélioration de leur état, et dans certains cas, leur état a même empiré.

Les thérapies alternatives et suppléments alimentaires

Une vaste variété de thérapies alternatives sont utilisées pour contrer le syndrome du côlon irritable, en conjonction avec des traitements plus conventionnels. Comme la majorité de ces thérapies alternatives n'ont pas été soumises à des études cliniques, l'efficacité de certaines d'entre elles doivent beaucoup à l'effet placebo.

Toutefois, il existe quelques données prouvant l'efficacité de l'hypnose, de certaines phytothérapies et de certains suppléments probiotiques.

Les probiotiques sont de bonnes bactéries comme les lactobacilles et les bifidobactéries qui minimisent les symptômes du syndrome du côlon irritable en empêchant la prolifération des mauvaises bactéries, en favorisant la protection des parois intestinales et en stimulant le système immunitaire.

Si les traitements se révèlent inefficaces

Environ 5 % des gens ne répondent pas aux traitements classiques et continuent à ressentir des douleurs abdominales qui perturbent leur vie. Un phénomène frustrant tant pour le patient que pour le médecin, surtout lorsque la cause du problème reste un mystère malgré tous les tests effectués.

En théorie, il semble logique de référer ce patient à un spécialiste (et souvent plus d'un) ou même à un psychiatre, mais en pratique, ces mesures s'avèrent décevantes et pourraient même contribuer à augmenter l'anxiété du patient.

L'approche qui consiste à continuer de voir votre médecin de façon régulière (à tous les trois mois par exemple) et à discuter avec lui de votre état de santé semble plus judicieuse. Une telle approche a le mérite de vous aider à mieux accepter votre état de santé et à mieux le gérer.

POINTS CLÉS

- Le diagnostic du syndrome du côlon irritable est un diagnostic à part entière et n'est pas simplement l'élimination de toutes les causes possibles de vos symptômes.
- Ne vous inquiétez pas si votre médecin suggère que les symptômes que vous éprouvez ont une origine psychologique, c'est souvent le cas.
- Les thérapies psychologiques comme la technique de relaxation, le biofeedback et la psychothérapie sont souvent utiles.
- Les traitements du syndrome du côlon irritable par médication sont d'une utilité limitée, mais peuvent aider à soulager des symptômes comme les douleurs abdominales.
- Un simple changement à votre diète soulage les symptômes si votre alimentation est en cause.

La suite des choses

Vivre avec le syndrome du côlon irritable

Si vous avez rencontré un spécialiste, la fréquence des rendez-vous ultérieurs dépend de votre situation personnelle. Vous n'éprouverez peut-être pas le besoin de le revoir si les explications qu'il vous a fournies vous satisfont, surtout si vos symptômes sont mineurs.

Vous aurez peut-être besoin d'un suivi médical si on vous a conseillé de réduire votre apport en fibres ou si vous avez des médicaments à prendre afin d'évaluer votre réponse aux traitements. Les visites se poursuivront tant que les symptômes ne se seront pas stabilisés.

Il est important que votre relation avec le médecin soit bien établie afin de vous permettre de reprendre un rendez-vous si vous en ressentez le besoin. Certaines personnes devront revoir leur médecin régulièrement pour suivre l'évolution de la situation et pour discuter de leurs inquiétudes et de leurs symptômes.

Si vous trouvez que votre médecin n'est pas sympathique et que vous éprouviez des difficultés à établir une bonne relation, changez de médecin.

Perspectives

Malheureusement, une fois que vous avez le syndrome du côlon irritable, il y a peu de chances de guérison complète; vos symptômes auront tendance à disparaître puis à réapparaître.

Une portion substantielle de gens atteints du syndrome du côlon irritable n'auront aucun symptôme pendant une période de plus de 12 mois, mais ces symptômes seront remplacés par d'autres comme des indigestions. Une étude montre qu'environ 30 % des gens atteints du syndrome du côlon irritable ont toujours des symptômes 5 ans plus tard. Une autre étude montre que seulement 5 % des gens atteints du syndrome du côlon irritable n'ont plus de symptômes au bout de cinq ans.

Vos chances de vous débarrasser de vos symptômes sont moindres si :

- des facteurs psychologiques comme l'anxiété sont en cause;
- si vous êtes atteints du syndrome du côlon irritable depuis longtemps;
- si vous avez subi une intervention chirurgicale à l'abdomen.

La plupart des gens apprennent à vivre avec le syndrome du côlon irritable et considèrent que les explications et le réconfort donnés par leur médecin constituent la meilleure forme de traitement. Vous devez toujours tenir votre médecin au courant de tout changement de vos symptômes. Sachez toutefois que les risques de contracter une forme plus pernicieuse de maladie à la suite du syndrome du côlon irritable sont presque nuls.

POINTS CLÉS

- Le syndrome du côlon irritable est un problème de longue durée et bien que la manifestation des symptômes connaisse des rémissions, une guérison complète est peu probable.
- Une fois le diagnostic posé, votre situation personnelle déterminera si vous aurez besoin d'un suivi médical.
- La plupart des gens apprennent à vivre avec le syndrome du côlon irritable et bien que ses manifestations soient perturbantes, elles ne conduisent pas à des complications.
- Si vous avez le syndrome du côlon irritable, les risques de contracter une maladie plus sérieuse sont presque nuls.

Index

accouchement (lésion au sphincter anal), **84**
acide folique, **87**
activités restreintes, **17**
adhérences, **18**
aérophagie, **93,95**
Âge au début des symptômes, **3**
alcool en tant que cause de la diarrhée, **77**
alginate, **90**
aliments riches en fibres, **66-72**
allergies alimentaires
– test cutané, **43**
aloès, **106**
alosetron, **105**
ammoniaque, **94**
analyse sanguine, **78**
anomalies dans le syndrome du côlon irritable, **32, 37**
antiacides en tant que cause de la constipation, **60**
antibiotiques en tant que cause de la diarrhée, **77**
anticholinergiques, **95**
antidépresseurs, **60, 100, 103-105**
antidiarrhéiques, **80, 84, 100, 102**
antispasmodiques, **100, 103**
anus
– fonction de, **13**
anxiété
– cause de la diarrhée, **77**
– bouche sèche, **87**
– boule dans la gorge, **88**
– nausées et vomissements, **89**
– thérapies psychologiques, **99, 101, 108, 111**
asthme, **40, 43**
attitudes des parents, **30**
attitudes des amis, **30**
auto-assistance pour la constipation, **72**
avoine (intolérance à l'), **41**

ballon (expérience), **23**
ballonnements, **15, 38, 41, 50, 67, 93, 106**
besoin urgent d'uriner, **19, 51**
besoin urgent d'aller à la selle, **67, 76**

bien-être (effets du syndrome du côlon irritable sur le), **18**
bifidobactérie, **107**
bile, **6-8**
biofeedback, **74, 84, 100, 109**
bisacodyl, **74**
biscuits (source de fibres), **63**
blé (intolérance au), **40**
bœuf (intolérance au), **41**
borborygmes, **93, 96**
bouche (respiration par la), **87, 95**
bouche (rôle dans la digestion), **5, 8, 12**
bouche sèche, **77, 86-88**
boule hystérique, **88**
brûlures d'estomac, **88, 91**
buscopan (butylbromure d'hyoscine), **102**

café, **41**
campylobacter (empoisonnement à la bactérie), **39**
cancer des ovaires, **52**
cancer du col de l'utérus ou des ovaires, **52**
candidose, **107**
cascara, **73**
causes de la constipation, **56, 59, 82**
causes de la diarrhée, **76**
causes de la douleur, **21-27**
causes de l'incontinence, **82, 84**
causes du syndrome du côlon irritable, **32-45**
– activité anormale des muscles et des nerfs, **33, 35-37**
– diète intolérance et allergie alimentaire, **33, 40-42**
facteurs psychologiques, **30, 33-36, 45, 111**
– infections gastro-intestinales, **33, 39**
céréales (riches en fibres), **71**
changement des habitudes d'élimination, **72, 75**
changement des symptômes, **111**
charbon végétal activé (capsules de), **96**
chirurgie
– cause de stress, **34**
– pour traiter l'incontinence fécale, **75, 84**
citrate de magnésium, **74**
clinique de rééducation, **75**
codéine, **60, 80, 85**
coloscopie, **73**
combinaison de laxatifs, **66**
combinaison de médicaments, **103**
comprimés de fer, **60**
constipation
– activité anormale des muscles et des nerfs, **33, 35-37**
– critères de Rome, **16**
– définition, **55**
– et la mauvaise haleine, **86**
– causes, **54-60**
– exercices de rééducation des muscles, **74-75**
– fibres alimentaires, **60-66**
– laxatifs, **73-74**
– lésion au sphincter anal, **82**

– mesures d'auto-assistance, **72**
– quand consulter un médecin, **72-73**
continence
– contrôle normal du sphincter, **81-82**
– Voir aussi Incontinence fécale
côlon
– absorption de l'eau, **8**
– durée du transit intestinal, **11-12**
– fonction, **13**
– fonctionnement des muscles, **35**
– Voir aussi Intestins
côlon ascendant, **10**
côlon descendant, **10**
côlon sigmoïde, **10**
côlon transverse, **10**
critères de Manning, **15**
critères de Rome, **16**
crohn (maladie de), 34
– Voir aussi Maladie inflammatoire des intestins

dentition (problèmes de), **87**
deuil, **95**
déclencheurs de la douleur abdominale, **23**
déclencheurs du syndrome du côlon irritable, **32**
défécation
– mécanisme, **58**
– problèmes, **97**
– types, **14**
déglutition, **12**
dépression
– chez les femmes, **44**
douleur dans l'intestin grêle, **25**
déshydratation, **57, 77**
différences entre les sexes
– douleur fonctionnelle, **23**
– les femmes et le syndrome du côlon irritable, **44**
diarrhée aiguë, **76**
diarrhée chronique, **76**
diagnostic
critères de Manning, **15**
– critères de Rome, **16**
diarrhée
– activité anormale des muscles et des nerfs, **34**
– causes, **76**
– critères de Rome, **16**
– définition, **76**
– médication, **79**
digestion des aliments, **5-7**
diphénoxilate (lomotil), **80, 85**
diététiciens, **43, 62, 66, 106**
diète
– cause de la constipation, **56-62**
– diètes d'exclusion, **42**
– fibres, **56, 60, 67-69**
– intolérance alimentaire, **41**
– petit-déjeuner, **68, 72**
diète riche en fibres et la fermentation bactérienne, **93**
diète sans gluten, **106**
dos (maux de), **19, 51, 96**
douleur
– à distance, **23**
– à la défécation, **97**
– après un repas, **37**

– après une intervention chirurgicale, **18**
– après une relation sexuelle, **19, 45**
– au rectum (proctalgie fugace), **97**
– causes gynécologiques, **51**
– critères de Rome, **16**
– déclencheurs de la douleur abdominale, **23**
– douleur organique, **23, 50**
– douleur viscérale, **24**
effet de la douleur sur l'humeur, **18, 34**
– les causes de la douleur viscérale, **23-25**
– liée à des perturbations musculaires et nerveuses, **37**
– mythes à propos de la douleur chronique, **28**
– pour la décrire à votre médecin, **24**
– rôle du stress, **37, 100**
– types de douleurs abdominales, **22**
douleurs abdominales
– déclencheurs, **23**
– lien avec perturbations nerveuses et musculaires, **37**
– types, **21**
douleur à distance, **23**
douleur à l'œsophage, **25**
douleur aiguë, **22, 24**
douleurs au milieu du cycle menstruel, **52**
douleur chronique
– mythes tenaces, **28**
douleur dans l'intestin grêle, **25**
douleur fonctionnelle, **24**
douleur simulée, **28**
douleur viscérale (endroit où elle est ressentie), **24**
duodénum, **5, 8, 25**
durée du transit intestinal, **11**
dysménorrhée (règles douloureuses), **19**
dyspareunie (douleur après un rapport sexuel), **19, 45**
dyspepsie (indigestion), **15, 17**
dysphagie (difficulté à avaler), **51**

eau (réabsorption de l'eau dans les fèces), **6, 8-10**
efforts
– désordonnés, **56-58, 74, 98, 101**
– douloureux (épreintes), **98**
– lésion du sphincter anal, **82**
enflure de l'abdomen (proptosis), **14, 56, 96**
estime de soi, **28**
estomac
– durée du transit, **11**
– sécrétions, 8
examens
– désavantages, **49**
– pour l'incontinence fécale, **80**
– pour la constipation, **72**
échographie, **84**
épreinte, **98**

éruptions cutanées, **40**
évaluation psychiatrique, **35**

facteurs psychologiques du syndrome du côlon irritable, **30, 33, 36**
fatigue, **19, 51**
femmes et le syndrome du côlon irritable, **4, 11, 14, 19, 44, 45**
fermentation bactérienne
– cause de symptômes, **93**
fèces
– présence de nourriture non digérée, **51**
– teneur en eau, **7**
fèces (pour examen en laboratoire), **78**
fibre
– fermentation bactérienne, **93**
– son, **67**
– sources alimentaires, **62-66**
fibromyalgie, **19**
finances (problèmes de), **34**
flatulence
– diète riche en fibres, **66, 71, 95**
– Voir aussi Gaz intestinaux
foie, **6, 9**
fréquence de la miction, **19, 51**
fructose (intolérance au), **41, 106**
fruit (source de fibres), **60**

gastroscopie, **89**
gaz intestinaux, **92-95**
– Voir aussi Flatulence
glandes salivaires, **6**
gomme à mâcher, **95**
goût (désagréable dans la bouche), **19, 51, 86**
graines (source de fibres), **60**
gros intestin
Voir Anus; Intestin; Côlon; Rectum
grossesse (cause de constipation), **59**
gynécologiques (troubles)
– symptômes, **18**

habitudes d'élimination
– ce qui est normal, **54**
– changements, **72-75**
halitose (mauvaise haleine), **19, 86**
hémorroïdes, **56-58, 61**
hémorroïdes externes, **61**
hémorroïdes internes, **61**
humeur, **35**
hydrogène, **94**
hydroxyde de magnésium
effet sur les intestins, **59, 67, 80**
hyperventilation, **36, 88**
hypnose, **36, 101, 107**
hypnothérapie, **101**
hypothyroïdie, **59**

iléon, **5**
imipramine, **103**
immunologue, **43**
imodium (lopéramide), **80, 85**
impact social du syndrome du côlon irritable, **4**
inactivité, **57**

incontinence fécale
- causes, **82-85**
- examens, **83**
- traitement, **84**

indice de masse corporelle, **70**
indigestion, **15, 17**
infections gastro-intestinales, **33, 39, 45**
ingestion de liquide, **8, 50**
inhibiteur sélectif du recaptage de la sérotonine, **104**
intestins
- contrôle normal du sphincter, **81**
- rôle des intestins, **10, 51**
- Voir aussi Côlon

intestins (absorption et sécrétion des liquides), **7-9**
intestin grêle
- durée du transit, **11, 12**

sécrétions, **7**
son rôle, **10**
intolérance alimentaire
- diète d'exclusion, **42**

intolérance aux glucides, **41**
irritabilité des muscles intestinaux, **2**

jeûne, **87**
jéjunum, **5**

lactulose, **74**
lactobacille, **107**
lactose (intolérance au), **41, 105**
langue (problèmes de), **87**
langue chargée, **87**
lavements, **73, 78, 80, 85**
lavement baryté, **73, 74, 78, 80**
laxatifs de lest, **66, 73**
laxatifs osmotiques, **73**
laxatifs stimulants, **74**
lentilles (source de fibres), **64**
légumes (source de fibres), **65**
légumineuses (source de fibres), **64**
lésion aux nerfs spinaux (cause constipation), **74**
levure (éviter les aliments qui en contiennent), **106**
liquide (apport et perte quotidien), **7**
lit (ajustement pour reflux gastrique), **91**
logement (problèmes de), **34**

maïs (intolérance au), **41**
maladies inflammatoires des intestins, **34**
manning (critères de), **15, 20, 48, 53**
maritaux (problèmes), **45**
mauvaise haleine, **19, 86**
médecins
- attitudes envers le syndrome du côlon irritable, **14-20**
- ce qu'ils feront, **14**
- consultation à propos de constipation, **72**
- consultation à propos de diarrhée, **77**
- qui les consultent à propos du syndrome du côlon irritable, **33**

– suivis médicaux, **53, 110, 112**
médicaments
– antidiarrhéique, **80, 84, 100, 102**
– causant de la constipation, **59**
– contre la douleur, **29**
médicaments contre la douleur, **29**
médicaments qui causent la constipation, **59**
médication, **102**
ménopause, **22**
méthane, **94**
méthylcellulose, **73**
migraine, **19**
mouvement péristaltique, **5, 35, 74, 84, 104**
mucus (dans les selles), **16, 39, 98**
muscles endoloris, **27**
muscles intestinaux
– activité anormale, **2, 33, 36**
– contractions désordonnées, **2**
– leur fonctionnement, 2

nausée, **51, 88**
nerf vague, **36**
nez qui coule, **40, 43**
noix (source de fibres), **65**
nutriments (absorption), **5-7, 9, 12, 55, 60**
nycturie (émission d'urine la nuit), **19**

occlusion intestinale, **96**
odeur des gaz, **93, 94**
œsophage, **5, 12, 25, 38, 88-92, 95**
oignons (intolérance aux), **41**

pancréas, **5-9, 26**
papillons dans l'estomac, **92**
parkinson (maladie de), **60**
paroxétine, **104**
pâtes à grains entiers, **64, 69**
personnalité (effet des symptômes sur la), **18**
personnes âgées
– causes de l'incontinence fécale, **82**
– diagnostic du syndrome du côlon irritable,**14-17, 46-53, 99, 109**
perspectives, **111**
péristaltisme, **61**
phytothérapies
– psyllium, **67, 73**
placebo (effet), **42, 107**
poids, **39, 46, 51, 68, 70, 75, 77, 88, 92**
poids (le poids idéal), **70, 75**
poids (perte de), **39, 46, 51, 77, 88, 92**
pommes de terre (intolérance aux), **41**
pommes de terre (source de fibres), **65**
probiotiques, **107**
proctalgie fugace, **97**
produits à grains entiers (source de fibres), **64**
produits laitiers (intolérance aux), **41**
proptosis (enflure de l'abdomen), **96**
prunes (source de fibres), **65**

psychothérapie dynamique, **102**
psyllium, **67, 73**

qualité de vie, **17**
quand consulter
– à propos de constipation, **72**
– à propos de diarrhée, **77**
questions que vous posera votre médecin, **46, 51, 53, 77**

rapports sexuels, **17, 19, 45, 51, 56**
réconfort, **111**
rectal (examen), **47, 50, 77, 85**
rectal (saignement), **75**
rectocolite hémorragique, **2, 34**
– Voir aussi Affection abdominale inflammatoire
rectoscope, **77**
rectum, **5, 9-11, 13, 32, 35, 47, 50, 52, 54, 57, 61, 73, 74, 76, 80, 83, 97**
reflux gastrique, **88, 90, 95**
réflexe d'élimination, **37, 44**
régime alimentaire, **105**
règles douloureuses, **19**
repas baryté, **88**
riz brun (source de fibres), **64**

saignement rectal, **75**
salive, **5, 7-9, 86, 91, 93**
salmonelle (empoisonnement alimentaire à la), **39**
scannographie, **49**
sclérose en plaques, **82**
sels minéraux (laxatifs), **74**
séné, **73**
sensation étrange au creux de l'estomac, **92**
sensation de brûlure à la langue, **87**
sensibilité abdominale, **39**
sensibilité à la distension des intestins, **33, 38, 44, 93**
sensibilité cutanée, **27**
sensibilité intestinale
– différences entre les sexes, **14**
seuil de douleur, **27, 31, 36, 39**
sexuels (problèmes), **51, 56**
sédatif, **49, 60, 89**
sérotonine, **104**
shigelle (empoisonnement à la bactérie), **39**
sigmoïdoscopie, **73**
sirops pour la toux (cause de constipation), **60**
sociaux (problèmes), **34**
sommeil (perturbation), **19, 35**
spécialiste (consultation d'un), **48**
sphincter anal
– causes d'une dysfonction du, **82**
– contrôle de l'ouverture des intestins, **83**
– tests pour vérifier le fonctionnement du, **83**
sphincter anal externe, **83**
sphincter anal interne, **83**
sterculia (gomme de), **73**

stress
– bouche sèche, **87**
– effet du stress sur les intestins, **2, 34, 36, 40, 44, 45, 100**
– chez les femmes, **44**
sucs gastriques, **5, 7-9, 88, 90**
sulfate de magnésium (sel d'epsom), **74**
sulfure d'hydrogène (produit dans le côlon), **96**
suppléments alimentaires, **107**
suppositoires, **74**
symptômes
– critères de Manning, **15**
– critères de rome, **16**
– d'origine autre que gastro-intestinale, **20**
– facteurs déterminants, **30, 32-45**
– les chances de vous en débarrasser, **111**
– Voir aussi Douleur
syndrome du côlon irritable
– définition, **1-5**
– fréquence, **3**
syndrome inflammatoire pelvien, **52**
système nerveux, **11, 13, 36, 54, 88**
système nerveux sympathique, **54**
symptômes (inquiétudes à propos des), **2**
symptômes urinaires, **19**

tabagisme, **87, 95**
technique de relaxation, **36, 100, 109**
tension prémenstruelle, **19**
test cutané, **43**
thérapies alternatives, **107**
thérapie comportementale et cognitive, **100**
thérapies psychologiques, **48, 75, 86, 99, 102, 109**
tolérance de la douleur, **27**
trachée (voies respiratoires), **6**
traitements
– diètes, **105-108**
– médications, **102-105**
– psychologiques, **99-102**
travail (absentéisme dû au syndrome du côlon irritable), **3-4**
travail (difficultés au), **34**
travail (effets des symptômes sur le), **3, 28**
travail (horaires qui aggravent la constipation), **30, 57**
travail par roulement, **57**
trompes de fallope (inflammation), **52**
tube digestif
– apport et perte de liquide, **7-9**
– définition, **5**
– durée du transit, **12**
– lorsque les traitements sont inefficaces, **107**
– rôle des intestins, **7, 10**

ulcères au duodénum, **92**
ulcères buccaux, **95**
utérus (ablation de l'), **18**

vessie, **19, 26, 51, 60**
vésicule biliaire
– ablation, **18**
villosités, **10**
vin blanc (intolérance au), **41**
vitamines (carence), **87**
vivre avec le syndrome du côlon irritable, **1**
vomissement, **39, 51, 88**
voyage, **17**

yakult, **106**

zinc (carence en), **87**

Vos pages

Nous avons inclus les pages ci-après en vue de vous aider à gérer votre maladie et son traitement.

Avant de fixer un rendez-vous avec votre médecin de famille, il serait utile de dresser une courte liste des questions que vous voulez poser et des choses que vous ne comprenez pas afin de ne rien oublier.

Certaines des sections peuvent ne pas s'appliquer à votre cas.

Liste des praticiens consultés (médecins, infirmières, etc.)

Nom :

Profession :

Lieu de travail :

Tél. :

Nom :

Profession :

Lieu de travail :

Tél. :

Nom :

Profession :

Lieu de travail :

Tél. :

Nom :

Profession :

Lieu de travail :

Tél. :

Problèmes de santé antérieurs : maladies/ interventions chirurgicales/examens/traitements

Événement	Mois	Année	Âge (à cette époque)

Rendez-vous médicaux

Nom :

Lieu :

Date :

Heure :

Tél. :

Nom :

Lieu :

Date :

Heure :

Tél. :

Nom :

Lieu :

Date :

Heure :

Tél. :

Nom :

Lieu :

Date :

Heure :

Tél. :

Rendez-vous médicaux

Nom :

Lieu :

Date :

Heure :

Tél. :

Nom :

Lieu :

Date :

Heure :

Tél. :

Nom :

Lieu :

Date :

Heure :

Tél. :

Nom :

Lieu :

Date :

Heure :

Tél. :

Médicament(s) actuellement prescrit(s) par votre médecin

Nom du médicament :

Raison :

Dose et fréquence :

Début de l'ordonnance :

Fin de l'ordonnance :

Nom du médicament :

Raison :

Dose et fréquence :

Début de l'ordonnance :

Fin de l'ordonnance :

Nom du médicament :

Raison :

Dose et fréquence :

Début de l'ordonnance :

Fin de l'ordonnance :

Nom du médicament :

Raison :

Dose et fréquence :

Début de l'ordonnance :

Fin de l'ordonnance :

Autres médicaments/suppléments consommés, mais qui n'ont pas été prescrits par votre médecin

Nom du médicament/traitement :

Raison :

Dose et fréquence :

Début de la prise :

Fin de la prise :

Nom du médicament/traitement :

Raison :

Dose et fréquence :

Début de la prise :

Fin de la prise :

Nom du médicament/traitement :

Raison :

Dose et fréquence :

Début de la prise :

Fin de la prise :

Nom du médicament/traitement :

Raison :

Dose et fréquence :

Début de la prise :

Fin de la prise :

Questions à poser lors des prochains rendez-vous

(Note : N'oubliez pas que le temps que peut vous consacrer votre médecin est limité. Il est donc préférable d'éviter les longues listes de questions.)

Questions à poser lors des prochains rendez-vous

(Note : N'oubliez pas que le temps que peut vous consacrer votre médecin est limité. Il est donc préférable d'éviter les longues listes de questions.)

Notes